中国百年百名中医临床家丛书

（第二版）

赵棻

内科专家卷

赵向华　赵晓立　编著

U0308840

中国中医药出版社

· 北京 ·

图书在版编目（CIP）数据

赵棻/赵向华，赵晓立编著．—2 版．—北京：中国中医药
出版社，2014.4（2023.1 重印）

（中国百年百名中医临床家丛书）

ISBN 978－7－5132－1816－0

Ⅰ．①赵…　Ⅱ．①赵…②赵…　Ⅲ．①中医学－临床医学－
经验－中国－现代　Ⅳ．①R249.7

中国版本图书馆 CIP 数据核字（2014）第 030443 号

中国中医药出版社出版

北京经济技术开发区科创十三街 31 号院二区 8 号楼
邮政编码　100176
传真　010－64405721
三河市同力彩印有限公司印刷
各地新华书店经销

开本 880×1230　1/32　印张 6.75　字数 167 千字
2014 年 4 月第 2 版　2023 年 1 月第 3 次印刷
书号　ISBN 978－7－5132－1816－0

定价　25.00 元
网址　www.cptcm.com

服 务 热 线　010－64405510
购 书 热 线　010－89535836
维 权 打 假　010－64405753

微信服务号　zgzyycbs
微商城网址　https://kdt.im/LIdUGr
官 方 微 博　http://e.weibo.com/cptcm
天猫旗舰店网址　https://zgzyycbs.tmall.com

内容提要

　　福建名医赵棻教授学宗补土，重元气、重胃气、倡脾胃运化论，用药温而不燥，善投轻剂而奏大效，潜心临证50余年，自拟"健运麦谷芽汤"，无论外感内伤均以此方为基础辨证用药，验之临床屡起沉疴。他精于辨证，善治慢性胃炎、慢性肠炎、胃及十二指肠溃疡、小儿厌食、外感发热、高血压、妇科经带等病症。该书集赵棻临床经验之精华，可供中医药临床工作者及中医药爱好者参阅。

新世纪之初，我们策划、出版了大型系列丛书《中国百年百名中医临床家丛书》，旨在总结上世纪百余位为中医药事业做出过巨大贡献、受到广大群众爱戴的中医临床工作者的丰富经验，把他们的事业发扬光大，让他们的优秀经验代代相传。转眼之间，丛书已经十岁了，令人欣慰的是，靠着各位专家作者的积极支持和辛勤耕耘，经过我们的不懈努力，《中国百年百名中医临床家丛书》目前已出版120多种，而且，影响也日益扩大，其宏大的构架、朴实的风格、鲜明的特色，在同类书中独树一帜，深受读者喜爱，绝大多数出版后都很快售罄，多次重印，取得了很好的社会效益和经济效益，成为我社长销的品牌图书之一，基本实现了我们的出版初衷。

著名老中医药专家是我们国家的宝贵财富，总结、传播他们的学术思想和临床经验是我们中医药出版人义不容辞的工作。近年评出的首届30位国医大师中，就已经有6位大师相继去世，让我们在扼腕痛惜的同时，更感到时间的紧迫和任务的艰巨。为此，我们决定修订再版《中国百年百名中医临床家丛书》，对已经出版的，做全面修订，纠正书中的个别错漏，重新排版装帧，并采纳读者的建议，按这些临床家的专长、特色进行归类。分为《内科专家卷》、《外科专家卷》、《妇科专家卷》、《儿科专家卷》、《针灸推拿专家卷》、《五官科专家卷》等；鉴于国医大师是当今中医药学术与临床发展最高水平的杰出代表，遂独成一卷，即《国医大师卷》。此次修订，从内容到形式都精雕细刻，力求和谐统一，尽善尽美，使之真正成为提炼名老中医精髓，弘扬中医药文化的传世精品，以不辱中医药出版人的使命。

中国中医药出版社
2012 年 9 月

中医学源远流长。昔岐黄神农，医之源始；汉仲景华佗，医之圣也。在中医学发展的长河中，临床名家辈出，促进了中医学的迅猛发展。中国中医药出版社为贯彻卫生部和国家中医药管理局关于继承发扬祖国医药学，继承不泥古，发扬不离宗的精神，在完成了《明清名医全书大成》出版的基础上，又策划了《中国百年百名中医临床家丛书》，以期反映近现代即20世纪，特别是建国60年来中医药发展的历程。我们邀请时任卫生部张文康部长做本套丛书的主编，卫生部副部长兼国家中医药管理局局长佘靖同志、国家中医药管理局副局长李振吉同志任副主编，他们都欣然同意，并亲自组织几百名中医药专家进行整理。经过几年的艰苦努力，终于在21世纪初正式问世。

顾名思义，《中国百年百名中医临床家丛书》就是要总结在过去的百年历史中，为中医药事业做出过巨大贡献、受到广大群众爱戴的中医临床工作者的丰富经验，把他们的事业发扬光大，让他们优秀的医疗经验代代相传。百年轮回，世纪更替，今天，我们又一次站在世纪之巅，回顾历史，总结经验，为的是更好地发展，更快地创新，使中医药学这座伟大的宝库永远取之不尽、用之不竭，更好地服务于人类，服务于未来。

本套丛书所选医家均系在中医临床方面取得卓越成就，在全国享有崇高威望且具有较高学术造诣的中医临床大家，包括内科、外科、妇科、儿科、五官科、骨伤科、针灸等各科的代表人物。

本套丛书以每位医家独立成册，每册按医家小传、专病论治、诊余漫话、年谱四部分进行编写。其中，医家小传简要介绍医家的生平及成才之路；专病论治意在以病统论、以论统案、以案统话，即将与某病相关的精彩医论、医案、医话加以系统整理，便于临床学习与借鉴；诊余漫话则系读书体会、札记，也可以是习医心得，等等；年谱部分则反映了名医一生中的重大事件或转折点。

本套丛书有两个特点是值得一提的：其一是文前部分，我们尽最大可能地收集了医家的照片，包括一些珍贵的生活照、诊疗照以及医家手迹、名家题字等，这些材料具有极高的文献价值，是历史的真实反映；其二，本套丛书始终强调，必须把笔墨的重点放在医家最擅长治疗的病种上面，而且要大篇幅详细介绍，把医家在用药、用方上的特点予以详尽淋漓地展示，务求写出临床真正有效的内容，也就是说，不是医家擅长的病种大可不写，不要让人感觉什么都能治，什么都治不好。

有了以上两大特点，我们相信，《中国百年百名中医临床家丛书》会受到广大中医工作者的青睐，更会对中医事业的发展起到巨大的推动作用。同时，通过对百余位中医临床医家经验的总结，也使近百年中医药学的发展历程清晰地展现在人们面前，因此，本套丛书不仅具有较高的临床参考价值和学术价值，同时还具有前所未有的文献价值，这也是我们组织编写这套丛书的初衷所在。

中国中医药出版社

2000 年 10 月

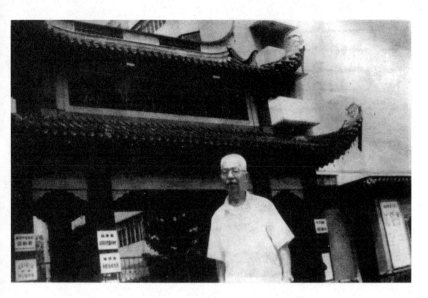

赵棻教授在福建中医学院大门口留影

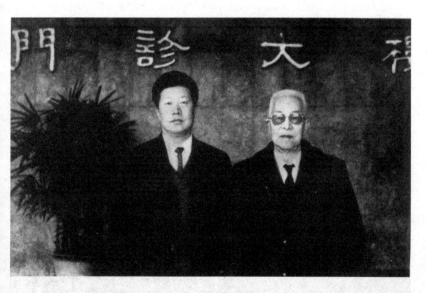

赵棻教授与他的传人赵向华副主任医师在省人民医院门诊大楼

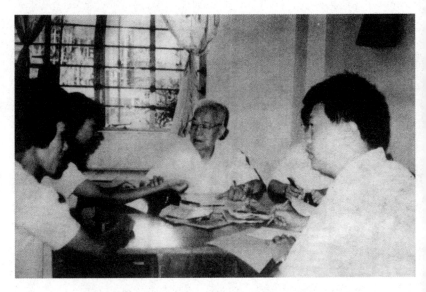

赵棻教授与他的传人赵向华副主任医师在门诊

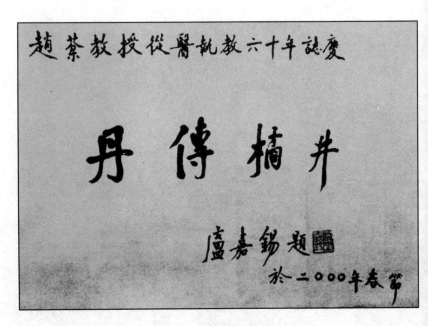

卢嘉锡为赵棻教授题字

诊余漫话／99

目录

3

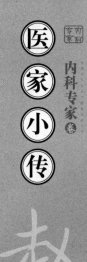

医家小传

内科专家 卷

专内
家科
专科
专家

赵

棻

赵棻（1911—2000年），男，满族，福建省福州市人。福建中医学院中医内科专家、教授、主任医师、硕士研究生导师。青年时，见家人病笃，中西医药均罔效，延请前清御医后裔周良钦精心诊治，转危为安，遂萌生了学医之念，拜周为师，矢志攻医，焚膏继晷，孜孜五载，因能勤钻苦研，医术日精，学成之后，应考试院会试，名列前茅，获《中医证书》《医药登记证》《开业执照》等。抗日战争时期，在西南诸地，以医为业，道况颇佳，医德医风，赞誉较多。日本投降后，感于国事蜩螗，乃倦鸟知返，携家返梓，移砚福州，继续悬壶济世，为发扬中医学而努力。

新中国成立后，百废待兴，赵于斯时，极思为振兴中医贡献绵薄，奈请缨无路，报效无门，直至1952年响应党和政府的号召，以福州地区开业中医师身份，率先参加省卫生厅政府部门工作，并积极参与省卫生厅筹建省人民医院（中医院）及福建中医学院工作。在五十多年杏林耕耘中，先后担任福建省人民医院医务处主任、福建中医学院教务长、福建中医学院副院长兼附属人民医院院长、省人民医院名誉院长等职。此外曾兼任厦门大学海外函授学院客座教授，福建省教授、副教授职称评定委员会委员兼评委会中医组组长，全国中医学会理事，福建省中医学会副会长兼秘书长，中华医学会福建省副会长，福建省红十字会副会长，福建中医学院学术委员会主任委员，并被聘为全国高等院校中医教材编委会委员等。在社会活动方面，兼职亦多，曾被选为政协福建省委员会常委，福建省人民代表大会代表，农工民主党福建省委常委等。1980年70岁高龄的赵老光荣地加入中国共产党，实现其多年效忠于党的夙愿。

赵老以中医为业，精研岐黄，活法在心，救人甚众。1980年赵老应邀赴莆田解放军九五医院高级西医学习中医班讲授中医内科，该班系由各部队选送高职称西医来进修。在讲课期间适逢该院有一位住院病员患高热已七天，用大量西药，热退而不尽，旋即又起，人极疲惫，昏昏沉沉似有昏迷之象，其亲属惶惶不可终日。该班有些学员建议，延请赵老用中药治疗，其意无非是考验中医之疗效，赵知其意，允为一试，但当众宣告：赵某个人非常渺小，不能代表整个中医，如果此病例采用中药有效，说明赵某按中医辨证论治原则医治，并无差错，中医理论是正确的；假如用中药三日仍无效，只能说明赵某学习中医不到家，并非所有中医师不能治此病，更不能因此动摇学习中医的信心。言后即偕该班学员多人共赴病房会诊，由赵拟方让病员服用，并停用一切西药以观疗效，三日后热度逐渐退至正常。此举对该班学员学习中医鼓舞甚大。事后一些学员坦诚对赵老说："赵老您胆子真大，高热病笃，您敢停用一切西药，我们实为您捏一把汗。"对此，赵老专门为该班讲一次中医治发热病的方法与道理，引起该班学员的极大兴趣。人们不禁要问，何以赵老有如此疗效？

综观赵老主要学术观点是：重元气（元气又名正气、真气），重运化。凡病以正气为本，邪气为标，既病正气无实，所谓邪之所凑，其气必虚。是以病之生死，不单看受邪之轻重，更重在元气之盛衰。正气能抵抗，便能却病，不能抵抗，病必告危。故无论外感、内伤诸病，总要随宜护养元气。元气是人身之根，而脾胃又为元气之本，所以复元益气的根本措施是扶助脾胃功能。平时应调理，病时更须匡助，使脾胃功能时时旺盛，不致虚衰。欲防虚衰，唯有脾胃气机运化，始能生气。所谓运者，活也，动也；化者，化生，生化也。所以《脾胃论》有"内伤脾胃，百病由生"之说。赵老常谓，东垣论著"脾胃"实重元气，非徒为脾胃而设。真是一语道破玄机。将元气与脾胃运化的密切关系以及元气在发病中居于主导地位的观点发挥无遗，起画龙点睛之妙，故有脾胃运化新诠之美誉。赵老因精研脾胃，对消化系统疾病，如慢性萎缩性胃炎、胃及十二指肠溃疡、胆囊炎、慢性肠炎、小儿厌食等病疗效颇佳；对外感时邪、内伤杂病等疾患治验亦多。赵老从中土脾胃论治其余脏腑，尤其对危重之症，病至元气虚衰、正气不支为矛盾主要方面时，更显示出它的优越性，如发热、高血压、冠心病、眩晕、失眠、慢性肾炎、妇科经带失调等。上述治验揆其由来，实从"内伤脾胃，百病由生"的论点悟出。赵老虽学宗补土，但不拘泥于温补，而能自辟蹊径，不落古人窠臼，用药温而不燥，并善投轻剂而奏大效，潜心临证50余年，自拟"健运麦谷芽汤"，药用麦芽、谷芽、鸡内金、怀山药、潞党参、甘草等，临证应用无论外感内伤大多以此方为基本方，再结合辨证对症用药，屡起沉疴。乍看起来，此方平淡无奇，何以疗效颇佳，究其奥妙，关键是增强脾胃运化，恢复升清降浊功能，旺盛胃气，激活元气，助药抗邪，这正是赵老临证有年，活法在心的奥妙所在。赵老临证善重用麦、谷芽，似乎药房麦、谷芽专为他所备，榕城远近，妇孺皆知，遂赠他一个美名——麦谷芽先生。

赵老对《内经》研究颇笃，善于探本求源，精研医易一理，证之人身，指导临床，基础理论功底坚厚，这跟他通晓古汉语是分不开的。同时善于活学活用，因而取得较好疗效，虽不为官，多少有点"儒医"之意。

赵老治学严谨，赞赏善学者必善问之高训，他常说，学问，学问，就是认真读书，自学自问，临证医疗，善于发现问题，自问自解，无师自通，每做学问，必知其然而更知其所以然，并联系临床实际，反复揣摩。从医执教之50余年，乃将积年心得，付梓成章，30余篇论文刊于国家或省级有权威刊物上，以资交流。其撰写的《脾胃学说及其在临床应用》以及其学术继承人赵向华副主任医师总结的《赵菜教授的脾胃运化新诠》可谓撷赵老学术之精华，立赵老脾胃运化之圭臬。他的经验有的写成医话医案，收载于《当代名中医医案精华》

《著名中医学家的学术经验》《中国现代名中医医案精华》《中华名医特技集成》等书籍，将宝贵经验留给后世，如蜡炬成灰，光彩耀人。

在医疗工作中，无论患者是何人他都十分认真负责，早在20世纪50年代任人民医院医务处主任时，就养成这种职业道德。一位六十开外老伯，患高血压住院，病情危重，用西药有较多副作用，其家属要求用中药治疗，该患者请赵老诊治，赵老在临证时对实习的医生说：为医者胆大心圆，一丝不苟是基本的职业道德。有时他一日变换二个处方，上午煎服一剂，及时观察，病情有所变化，下午再处一方，再续煎服，甚至到了晚上又从家里跑到医院观察，并再三叮嘱护士。如此一周，患者病情明显好转，转危为安。医德医风，交口称赞。

赵老是福建中医学院首批硕士研究生导师之一，后又被"二部一局"确定为全国首批500名国家级名老中医药专家学术继承人的导师，培桃栽李，不辍耕耘，轩岐妙术，代有薪传。作为终身教授被国务院评为在高等教育中有突出贡献的专家，享受国务院特殊津贴。他犹如老骥，不待扬鞭自奋蹄，活到老学到老，学到老做到老，孜孜不倦，为福建公认的中医界"五老"之一，被仰慕为福州中医流派中一朵奇葩。赵老一生光明磊落，助人为乐，不计个人得失，兢兢业业，无私奉献，他一生为医，无殊嗜好，唯喜诗文，每逢喜庆之日，便欣然命笔，抒发情怀。1997年香港回归祖国，赵老兴奋得彻夜难眠，子夜挥毫，咏诗二首：

庆香港回归

（一）

香江腾沸庆归回

耻辱百年一日摧

从此明珠还合浦

更教"两制"响春雷

（二）

虎门昨日看销烟

香岛今朝奏管弦

莫道睡狮终可侮

勃然一吼换新天

耄耋之年的赵老，感谢党和人民对他的培养与关怀，衷心祝愿中医事业万古长青。曾有诗句云："杏林涉猎几经年，垂老犹惭砚未穿；一事今生堪自慰，喜看灵素有薪传。"

胃 脘 痛

胃脘痛是指上腹部胃脘近心窝处经常发生疼痛为主症的一种病，它涉及消化系统的胃、十二指肠、肝、胆、胰、肠以及心肺等脏器。从病因来说有六淫诸邪、瘀血、食积、虫积等，本书所研究的主要是赵老以中医脾胃学说立论，总结临床治验，不完全局限于现代消化系统的几个病。

一、重运化，振元气，为治脾胃病的主要原则

胃脘痛无论外感六淫诸邪或内伤阴阳失调、脏腑气机紊乱或食积、虫积、瘀血等，也无论是本脏本系统之病或波及他脏他系统，都有一个共同的病理基础即运化失职，赵老对脾胃运化除了传统理论所论述的运化水谷和运化水湿之外，还有他自己的见解，他认为：运者，运动变化；化者，化生、生化，也就是说脾胃在饮食物消化吸收的健运中，源源不断地滋养元气。倘若元气旺盛，便能康复机体，祛除邪气，这正是医疗最主要的目的。赵老积极倡导这一观点，但在具体治疗中又有他个人的独特技巧，一般医生常用人参等大补元气，而赵老却千方百计维护脾胃运化机能，使机能健旺起来，元气也随之旺盛，关键在功能活动，所以健旺脾胃运化功能是治疗胃脘痛的主治原则，在这个主治原则的基础上，根据辨证，结合相应的治法，化裁应用，经临床验证，疗效十分显著。

例

姓名：郑某　性别：女　年龄：26 岁
职业：营业员
时间：1993 年 4 月 24 日初诊　门诊号：03278
科别：中医内科

主诉：胃脘胀痛 1 年，加剧 1 周。

病史：胃脘胀痛，饮食寒冷或受寒则胀痛加剧，无返酸，无嗳气，纳食减少，大便尚通，或时而便溏，平素易患感冒，舌淡，苔白厚中带腻，脉缓。

实验室检查：

纤维胃镜示：慢性浅表性胃炎伴萎缩，HP（＋）。

病理：（窦大）窦黏膜慢性中度萎缩性胃炎，（体小）体黏膜慢性轻度浅表性胃炎。

辨证分析：胃脘胀痛是气滞明证。症涉纳食、大便，病在脾胃；便溏、苔腻、脉缓，乃湿邪为患；舌淡，受寒加重是阳气虚衰，寒邪所伤。综观脉症，断为阳虚寒湿兼有气滞型胃脘痛。

诊断：中医：胃脘痛（阳虚寒湿兼气滞型）。

西医：慢性胃炎。

治法：温运脾肾之阳，理气化湿止痛。

方剂：自拟赵氏健运麦谷芽汤加减。

处方：甘松 12g，娑罗子 12g，川朴 9g，枳壳 9g，党参 15g，麦谷芽各 30g，鸡内金 10g，丹参 9g，元胡 15g，怀山药 15g，生黄芪 20g，菟丝子 15g（布包），蒲公英 9g，薤蒌 12g，甘草 9g。5 剂。

4 月 30 日二诊

胃脘胀痛有所减轻，余症尚无明显变化，继上方再进 5 剂。

5 月 6 日三诊

患者自觉诸症减轻，苔腻、脉缓仍在，照上方加白术、茯苓以健脾利湿；加山萸肉以滋养肝肾而助脾胃运化；加车前子以利湿而实大便，因胃脘痛已减轻，不必再止痛，可减去元胡。

处方：党参 15g，生黄芪 20g，白术 9g，茯苓 12g，甘松

12g，娑罗子12g，川朴9g，麦谷芽各30g，鸡内金12g，山萸肉15g，车前子9g（布包），丹参9g，甘草3g，辣蓼12g，蒲公英9g。5剂。

5月8日四诊

胃脘胀痛明显减轻，大便转实，日行1次，余症如上，药证相应，续上方再进5剂。此后大体皆以健运麦谷芽汤为底加减化裁，前后共进60余剂，患者自感诸恙皆愈，舌质淡，苔转薄，脉弦缓。因西医诊断为慢性浅表性胃炎，较之原先诊断，已有明显好转。患者不愿再作胃镜检查，所以胃镜复查资料缺如。

【按语】

本例脉症合参，诊断为阳虚寒湿兼气滞型胃脘痛，考虑患者年仅26岁，寒冷现象不甚显著，故不用姜、桂之类辛热温阳，而意在加强运化，在四君子汤健脾补气基础上加山萸肉、枸杞子、菟丝子温运脾肾之阳，用枳、朴理气消胀，更妙的是甘松配娑罗子运化脾肾之阳，温而不燥，且有醒脾快胃之功，为赵老所喜用。方中用辣蓼和蒲公英是为抑杀幽门螺旋杆菌。

二、胃痛致他脏病，从"土"论治，治有活力

唐代孙思邈在《千金要方》中早已论及，从脾胃调治五脏，赵老继承学习孙氏学说，再结合李东垣"内伤脾胃，百病由生"的论点，联系自己的临床实践，深刻体会到病从脾胃波及脏腑，治疗仍应从中土着手，体现中土脾胃"孤脏以灌溉四旁"的经旨，所谓赵老强调从中土着手，表明了以下几方面内容：①强调从中土着手是强调中土为主，治法方药上应体现出来；②强调从中土着手不是孤立治中土脾胃，而是在阴阳五行整体观指导下，中土与其他脏腑联系起来考虑；③强调从中土着手是强化脾胃消化吸收水谷精微化生元气，振奋脏腑机能，使胃脘痛和相关的脏腑疾病得以较快康复，治有

活力。

例

姓名：董某　性别：男　年龄：57 岁

职业：干部

时间：1992 年 11 月 2 日初诊　门诊号：53270

科别：中医内科

主诉：胃脘痛，伴头目眩晕，步履飘浮 3 天。

病史：患者 20 多年前，那时尚年轻，因工作繁忙，患十二指肠溃疡和慢性胃炎。虽常常服用各种中西药（药物未详）仍时愈时作，未能断根。到 48 岁时又发现高血压病，血压常波动不正常，从此便把治疗重点放在治高血压病上，以致胃痛不愈，纳食减少，人渐消瘦，疲乏无力，随着年龄增长，高血压病更加严重。

今日就诊，患者神清，面红，头晕目眩，时有心悸、胸闷、纳食减少，腹中有空虚感，两脚无力，步履飘浮。舌淡红，苔薄白，脉弦细，右见无力，BP 150/94mmHg，证属肝肾不足，虚风上扰，心神不宁，缘于中气亏虚，制肝无力。

辨证分析：从年轻时患胃脘痛算起，病程已历 20 多个春秋，病久伤及内脏，胃痛不愈，纳食减少，人渐消瘦，疲乏无力，舌淡、苔薄白、脉无力，均系中气亏虚，运化无力的明证。至 48 岁后又患高血压，随着年龄增长，病有加重趋势。症见面红、头晕目眩、心悸、胸闷的上盛状以及腹中空虚感、两脚无力、步履飘浮、脉弦细的下虚状。综观全案，中气不足，运化失职，水谷精微日益减少，不能滋养肝肾；肝肾日亏，虚风上扰头目、心神，虽见上盛下虚，但究其根源，缘于中气不足，不能滋养肝肾，制肝无力。这便是胃脘痛和高血压并见且相互影响的机理。

诊断：①胃脘痛（中气虚衰，肝胃不和，肝肾亏虚）；②

眩晕。

治法：扶土抑木，滋阴潜阳。

方剂：天麻钩藤饮、左归丸合自拟健运麦谷芽汤化裁。

处方：天麻9g，钩藤12g，潞党参15g，怀山药15g，枳壳9g，麦谷芽各30g，山楂12g，怀牛膝15g，灵磁石30g（先煎），杜仲15g，桑寄生15g，枸杞子15g，甘松15g，甘草5g。3剂。

另外每日取玫瑰花9g、绿萼梅9g，煎代茶。

食疗：枸杞子15g，炖鳖适量，3日服食1次。

11月6日二诊

服药后胃痛、眩晕稍有缓解。

处方：天麻9g，钩藤15g（后下），潞党参15g，怀山药20g，枳壳9g，麦谷芽各30g，山楂12g，怀牛膝18g，杜仲18g，灵磁石30g（先煎），甘草3g。7剂。

此外，午餐后加服归脾丸9g，晚睡前加服杞菊地黄丸9g，早晚两餐后加服复方陈香胃片2片、复方丹参片2片，连用7天。

另外每日取玫瑰花9g、绿萼梅9g，煎代茶。

食疗：枸杞15g，炖鳖适量，3日服食1次。

11月14日三诊

胃痛、眩晕悉除，BP 139/86mmHg，感步履实在，腹中已无空虚感，纳食稍增，食欲转佳，二便顺畅，舌淡苔薄白，脉弦。

再重复11月6日方案7剂，以资巩固。随访3个月，胃痛、眩晕、步履轻浮不再出现。纳食正常，腹中无空虚感，精神好转。主要病症基本治愈，唯血压仍在139/86mmHg上下稍有波动，当另寻他治。

【按语】患者胃脘痛20余年，病久脾胃受伤，中气不足，水谷精微吸收减少，不能滋养肝肾，导致肝肾日亏；加上年事已高，必然下虚日久，阴不制阳，阳亢而化风，上扰头目心神，发为上盛。若是单纯采用健脾益气，运化中焦，以治胃脘痛；或滋补肝肾，潜纳浮阳，平息内风，以治高血压，所谓中医习以为常的话法，未尝不可，但是将胃脘痛和高血压两病，两种治法综合考虑，既能抓住重点，又能恰当处理诸多问题，则非易事。本例能较快地取得疗效，正是体现赵老运用理论恰到好处的指导诊治的特色。联系病史和症状，可知先是胃脘痛，中气受损，运化无力，水谷精微日渐虚少，所以不能涵养肝肾，加上年龄的原因，肝肾日亏，虚阳浮动，风木鸱张，一方面上扰头目心神，发为眩晕心悸；一方面横逆克伐脾胃，致使胃痛更甚，当此之时，应抓住培补中气为重点。《内经》云"厥阴不治，求之阳明"，近代名医张锡纯治肝也指出，当肝气升动横逆时应"调其中气，使之和平"，又说"重在升脾降胃，培养中气，俾中宫气化敦厚，以听肝气自理"。也就是说，只要中气敦厚有力（它有斡旋的力量），便能驾驭制伏肝气升动太过，这就是五行学说"扶土抑木"的具体应用。赵老正是在这一理论指导下，将两种病症有机地联在一起，整体辨证施治，所以不惜重药，健脾益气，加强运化，药用党参、麦谷芽、山楂、鸡内金、怀山药等。在此基础上，用天麻、钩藤平息内风；用磁石镇纳浮阳；用枸杞、杜仲、桑寄生、怀牛膝平补肝肾。如此取效甚捷。

此外，赵老治病擅于采取综合疗法。如用玫瑰花、绿萼梅是取轻清的花，舒肝和胃，泡代茶，服用十分方便。用枸杞子炖鳖，是取血肉有情之品滋补肝肾，潜纳浮阳的食疗法。中午服归脾丸，培补中气；晚睡服杞菊地黄丸，加强滋补肝肾。至于用复方陈香胃片和复方丹参片则是针对胃痛和心悸的对症治疗。

三、从他脏论治胃脘痛，治痛之源

明代医学大师张景岳对李东垣的《脾胃论》给予极高评

价，同时提出"调五脏以治脾胃"的论点，赵老十分欣赏，他临证多年，观察到一个病人身上既有胃脘痛，又有他脏疾病，分而治之，没有将胃脘痛和他脏疾病联系起来，结果疗效不显，而赵老却十分注意整体病情，在问诊中尤为详询，这是他诊疗中的一个特点，这样在诊疗中解决了产生胃脘痛的根源，使痛止而病瘥，不易复发。

例1

姓名：林某　性别：男　年龄：41 岁

职业：工人

时间：1987 年 3 月 23 日初诊　门诊号：02048

科别：中医内科

主诉：胃脘痛 7 年余，时作时止，伴呕酸水。

病史：胃脘痛无明显规律，常伴呕酸、呃逆，在右肋沿有两个痛点，纳食尚可，口干不欲饮，神疲乏力，夜寐欠佳，人感烦躁、舌边尖红，苔薄黄，脉弦细无力，耳鸣如蝉，复经赵老详细问诊，得知患者尚常有梦遗，尿尾见白浊。

诊断：胃脘痛（肝胃不和型）。

治法：平肝和胃，健脾固肾。

方剂：逍遥散、固精丸合自拟健运麦谷芽汤化裁。

处方：郁金 9g，青皮 12g，川楝子 9g，麦谷芽各 30g，鸡内金 10g，莲须 9g，覆盆子 12g，炒栀子 9g，赤白芍各 9g，怀山药 15g，合欢花 10g，龙牡各 15g，北沙苑 15g，萆薢 12g，甘草 3g。7 剂。

另取天王补心丹 9g，每日 2 次，晨起和夜睡前淡盐汤送服。

4 月 2 日二诊

服药后，火气稍平，夜寐较为安宁，余症如前，续上方加减再进。

处方：照上方改怀山药为 20g，川楝子改为 12g，连服 7 剂。

天王补心丹续服。

4 月 10 日三诊

服药后，白浊明显减少，返酸、呃逆大为减轻，胃痛得以缓解，舌边尖红赤稍退，苔薄白，脉弦。

处方：川楝子 12g，郁金 9g，佛手干 15g，赤白芍各 9g，党参 15g，麦谷芽各 30g，鸡内金 12g，怀山药 20g，北沙苑 15g，桑螵蛸 12g，龙牡各 18g，合欢花 9g，萆薢 9g，甘草 3g。7 剂。

每日另取玫瑰花 9g，煎代茶。天王补心丹照服。

4 月 18 日四诊

胃痛、返酸、呃逆悉除，白浊已瘥，夜寐安宁，舌淡红，苔薄白，脉弦。

此后，患者又复诊 3 次，皆步上法加减进退，除处方汤药之外，配合天王补心丹，再加用金锁固精丸，早晚各 9g。患者自觉诸症皆渐好转。

5 月 19 日八诊

患者自觉诸症皆愈，宜巩固疗效，以善其后。

处方：党参 20g，麦谷芽各 30g，鸡内金 12g，川楝子 12g，佛手干 15g，赤白芍各 9g，怀山药 20g，桑螵蛸 12g，萆薢 9g，龙牡各 15g，莲须 9g，甘草 3g。7 剂。

每日另取玫瑰花 9g、绿萼梅 9g、合欢花 9g，煎代茶。

【按语】肝热犯胃的胃脘痛是属常见病，患者得病 7 年来，时作时止，难以断根。赵老查阅前医病历，大多以肝气犯胃、肝胃郁热论治，所处方药亦相当好，应该说服药皆有效，所以胃痛能止，为何难以断根？赵老细思，此中必有缘故。据此，再详查病史，得知患者常有梦遗，寐中心胸燥热，尿尾见白浊。过去的 7 年，患者因不知医，以为己患胃痛，找大夫看病，仅讲述胃部症状；而医者亦不详询，结果肝热不除，胃痛仅止而复发。现已明了，因遗精流浊，久之耗伤肝肾阴精，阴不制阳，虚火上扰，这便是肝热的缘由。据此，药取郁金、青皮、川楝、炒栀子、赤白芍，疏肝解郁，清泄郁热，理气止痛。又用北沙苑、桑螵蛸、龙牡、覆盆子、莲须、怀山药，平补肝肾，固精止浊。还用合欢花舒肝安神，萆薢分清去浊。用汤药之外，另加天王补心丹，养阴清火；金锁固精丸，清心固精，加强汤药作用。特别注意清晨人之气从阴出阳和夜睡时气从阳入阴这两个时辰的药力作用。赵老根据营卫循行与时辰的相应关系，注意发挥时辰药理的功用，以弥补汤药药力不足，这是他治病的一个特点。此外，以玫瑰花、绿萼梅、合欢花，三花代茶，舒肝解郁，安神止痛，物美价廉，用之方便，患者甚为喜用，赵老喜用"药茶"作为辅佐，也是他治病的一个特点。

例2

姓名：杨某　性别：男　年龄：42岁

职业：工人

日间：1991年4月27日初诊　门诊号：32402

科别：中医内科

主诉：右上腹发作性疼痛2年多，反复发作，难以根治，加剧3天。

病史：患者右上腹痛，反复发作，时作时止，近3天右胁及上腹疼痛复发，加剧6小时，到医院急诊，曾用先锋霉素6号、诺氟沙星、去氧胆酸、丙谷胺、消炎利胆片、654-2、33%硫酸镁等药。

体检：巩膜无黄染、无出血点，气管居中，心、肺（－），腹平软，上腹和脐左侧轻度压痛，肌卫不明显，肝脾肋下未触及，墨菲氏征（＋），双肾区无叩击痛，NS（－）。

实验室检查：

血常规：血红蛋白 130g/L，红细胞 4.8×10^{12}/L，白细胞 11.2×10^9/L，中性粒细胞 0.79，嗜酸粒细胞 0.025，淋巴细胞 0.20。

尿常规：胆红素、尿胆原（-），脓球极少，上皮细胞（-）。

血清淀粉酶：2400u/L。

尿淀粉酶：12600u/L。

B 超示：①慢性胆囊炎急性发作；②胆源性胰腺炎；③胆囊轻度炎症改变；④胰腺轻度弥漫性改变。

患者禁食 48 小时，经用药 2 天疼痛稍减，但无明显好转。其家属延请赵老用中药治疗，遂停用西药，仅滴注一些糖盐水、维生素以作支持治疗。

今日就诊时，发热 T 38.2℃，右胁及上腹部胀痛、压痛，呈痛苦病容，辗转不安，口苦口涩，舌红，苔黄白相兼而厚腻，脉弦数有力，因不能进食亦无大便，尿红赤。

辨证分析：患者发热，右胁痛连及胃脘，口苦，舌红，苔黄腻，脉弦数有力，尿红赤，一派肝胆、脾胃湿热之象，治宜疏肝利胆，通利大小便，使湿热之邪，从下而泄，祛邪有出路。但运化中焦，疏通气机，以除黏滞，是助祛邪一臂之力。

诊断：胁痛、胃脘痛（肝胆脾胃湿热内蕴型）。

治法：疏肝利胆，通降腑浊，佐以健胃。

方剂：大柴胡汤合自拟健运麦谷芽汤化裁。

处方：柴胡9g，赤芍12g，枳壳12g，郁金15g，木香9g，麦谷芽各30g，鸡内金15g，川楝子12g，大黄粉6g（冲服），木蝴蝶9g，炒栀子12g，绵茵陈12g，黄芩9g，芒硝5g（冲服），甘草5g。4剂。每日服2剂。

4月30日二诊

药后每日大便 2～4 次，呈黑褐色、恶臭，腹痛明显减轻，排出黄赤色小便，人感松快，湿热渐除，T 37.8℃，舌苔黄腻渐退，口干、口淡无味始见，此乃胃气受伤，在前方基础上酌加健胃生津之品。

处方：柴胡 9g，赤芍 12g，枳壳 12g，郁金 15g，川楝子 12g，麦谷芽各 30g，鸡内金 15g，怀山药 15g，大黄粉 6g（冲服），炒栀子 12g，绵茵陈 12g，黄芩 9g，芒硝 5g（冲服），甘草 5g。6 剂。每日服 2 剂。

5 月 2 日三诊

体温恢复正常，腹痛基本消失，小溲渐淡，大便日 2～3 次，呈褐色糊状，苔转薄黄，口干、口淡无味，人感乏力，湿热基本排除，扶脾健胃应继而跟上，开始以流质饮食为主。

照前方加减化裁。

处方：柴胡 9g，赤芍 9g，枳壳 9g，郁金 9g，川楝子 9g，麦谷芽各 30g，鸡内金 12g，怀山药 15g，炒栀子 9g，绵茵陈 9g，花粉 15g，党参 15g，扁豆 24g，甘草 5g。3 剂。日服 1 剂。

5 月 5 日四诊

患者自觉腹痛已消除，纳食稍增，二便能通畅，一如常人，舌淡边尖稍红，苔薄黄，转润，脉弦缓。实验室检查亦无异常。继上方加上土茯苓 15g，再给 5 剂，每日 1 剂以收功。

【按语】患者起先服用消炎利胆片等药物疗效不显，赵老改用疏肝利胆，通降腑浊中药后，排除湿热，诸恙悉除，前后四诊即取得明显疗效。疏肝利胆，清除湿热固然重要，但健脾和胃，中焦气机升降得宜，使湿热得以较快清除，充分体现赵老顾护脾胃，活化中焦的治疗特点。此外，在急重症时，赵老常用日服 2 剂的剂量，体现病重用重药，保持药物在体内的浓度，西医都有每日服 4 次的服药方法，为何中医不学而应用呢？"洋为中用"赵老是赞成的。

四、脏气、经气同出一源，胃脘痛治当互用

脾胃消化吸收所产生的水谷精气，肺呼吸得来的空气，在先天肾气作用下，共同在肺部气化产生一种真气，这是人体最基本的气。这种气在肺气的宣发、肃降作用下，升降出入，当它运行到脏腑之中，营养并推动脏腑功能，便成为脏腑之气；当它运行到经脉之中，营养并推动经脉功能，便成为经气。所以脏腑之气和经气，同出一源，都是真气在机体不同部位产生各自功能而言。人身经脉内通脏腑，外联肢体、官窍，形成网络状气血运行通道。正因为人体有这种客观的结构和功能，才使机体形成统一整体，赵老十分重视它们在医疗上的相互作用。所以当胃脘痛为主症而兼见其他脏腑，或肢体、官窍诸疾，常常在整体观念指导下，除了服用中药之外，还辅以针灸、按摩或"药引"等来疏通经气，调理脏腑之气，使疾病得以康复。

例1

姓名：林某　性别：男　年龄：44 岁

职业：职工

时间：1987 年 5 月 22 日初诊　门诊号：03281

科别：中医内科

主诉：胃脘胀痛 7 年，反复发作，加剧 3 天。

病史：患者近 7 年来常感胃脘胀痛，餐后加重，反复发作，虽然中西药不断，但均未能根治，经人介绍特来延请赵老主治。

今日就诊，赵老详询病史后得知，患者胃脘胀痛，餐后加重，大便每日 2 次，粪质尚正常。胃痛又以日晡为著，痛作时，人感潮热，似有微汗，舌质淡舌边尖红，苔薄白、后半薄黄，脉弦。

实验室检查：

胃钡透：胃炎。

肝功：HBsAg（＋）　　HBeAg（－）　　HBcAg（＋）
HBsAb（－）　　HBeAb（＋）　　HBcAb（－）

血常规：未见明显异常。

辨证分析：胃脘胀痛，是气机郁滞的表现。每日以日晡疼痛加剧，日晡为足阳明胃经主时，说明足阳明胃经经气郁滞。舌边尖红，苔薄黄，脉弦，是肝气郁滞化热之象，再联系日晡痛甚时，人感潮热，似有微汗，此乃气机郁滞化热明证，所以本案的胃脘痛属肝胃气机郁滞，郁而化热，足阳明胃经经气不通的证候。

诊断：胃脘痛（肝胃郁热型）。

治法：疏肝和胃，通经止痛。

方剂：柴胡疏肝散加减。

处方：柴胡 9g，木蝴蝶 9g，佛手干 15g，白芷 9g，丹参 9g，麦谷芽各 30g，鸡内金 12g，赤白芍各 9g，五灵脂 9g，台乌药 9g，蒲黄 9g（布包），甘草 3g。7 剂。

6 月 2 日二诊

服药后疼痛稍有缓解，扫晡疼痛明显减轻。药已对路，步前法再进，宜加大疏通肝胃经气之力。

处方：上方加王不留行 9g，白芷改为 12g，再 7 剂。

6 月 10 日三诊

胃脘痛，日晡尤甚，均已消除，大便亦复正常，舌淡红，苔薄白，脉弦，宜巩固疗效为治。

处方：柴胡 9g，佛手干 15g，白芷 12g，川楝子 12g，赤白芍各 9g，麦谷芽各 30g，鸡内金 12g，五灵脂 12g，王不留行 9g，台乌药 9g，丹参 9g，百合 15g，甘草 3g。7 剂。

随访 3 个月，胃痛不再复发。

【按语】本案属肝胃气机郁滞，郁而化热的胃脘痛，是临床上常见的证型，治疗并不难，何以 7 年难以根治。首先重温前医病历，大多疏忽日晡痛甚的特点，因而没有疏通胃经经脉，不通则痛，赵老除了用柴胡疏肝汤，疏肝解郁理气止痛外，更加上白芷、王不留行等引经并能通达足阳明胃经的药，故奏效甚捷。

其次，肝胃气机郁热，应注意"郁"的特点，用药以轻灵见长，如木蝴蝶、佛手干为主。还要注意把握"热"的"度"，患者舌质淡，边尖红，苔薄黄，说明气机虽郁而化热，但只是晡郁始化热，其热并不深重，不必过于苦寒清泄，只用川楝子、白芍、百合等即可。否则过于苦寒碍胃，有碍气机，其痛难解。

最后，赵老在任何时候都毋忘用麦谷芽、鸡内金，运化中焦，顾护胃气，这一特点，处处可见。

例 2

姓名：朱某　　性别：女　　年龄：43 岁

职业：干部

时间：1976 年 7 月 14 日初诊　　门诊号：7301

科别：中医内科

主诉：胃脘痛半年，伴经汛未潮。

病史：患者既往有胃痛史，胃肠钡透无异常发现，曾用中药治疗已愈。近半年来先是月经期前后不定，继而闭经半年，闭经后胃痛复发。其痛无明显规律，常呃逆、肠鸣，但无返酸，纳食减少，二便尚正常，舌淡，苔薄黄而根厚腻，脉弦。

辨证分析：患者先有胃脘痛史，经治疗已愈。近半年来，月事失调，以至于闭经。经闭后，胃痛复发，提示月经与胃痛之间有内在联系。其症有胃痛，无明显规律，无返酸，常有呃逆、肠鸣，脉弦，属肝胃气痛。苔薄黄而根厚腻，经汛数月未潮，说明气滞血行不畅，郁滞于内，经气不通。但舌质淡红，又说明郁热不甚。再说冲任奇经与肝胃经脉有内在联系，所以月经闭阻，经气不通，引发胃脘痛。这就是本案的特点。综观本案证属肝胃不和，经气闭阻的胃脘痛。

诊断：胃脘痛（肝胃不和，经气闭阻型）。

治法：疏肝和胃，健脾化湿，兼通经气。

方剂：逍遥散合自拟健运麦谷芽汤化裁。

处方：柴胡9g，当归9g，赤芍9g，川芎9g，白芷9g，香附6g，麦谷芽各30g，鸡内金12g，茯苓12g，桃仁9g，艾叶9g，川牛膝12g，泽兰12g，甘草3g。7剂。

7月12日二诊

服药后症状无变化，亦无不良副作用，是药力不足之故。宜续法再进，在上方基础上酌加化湿通经之品。

处方：青皮12g，当归9g，川芎9g，赤芍12g，桃仁9g，白芷12g，香附9g，泽兰12g，急性子9g，川牛膝15g，土茯苓12g，麦谷芽各30g，茺蔚子12g，刘寄奴12g，鸡血藤15g，甘草3g。7剂。

同时配以针灸疗法，选择体针，穴用：肝俞、中脘、血海、三阴交、气冲、行间等，隔日行针1次。

7月20日三诊

前日经汛来潮，来潮之前腰酸重，少腹胀，自感烦躁，经血暗红，血块多，量中等。自经血通后，上述诸症随之缓解，胃痛亦大为减轻，已无呃逆、肠鸣，二便尚正常。舌淡、苔薄白，脉弦，再处一方，以善其后。

处方：生黄芪20g，当归9g，麦谷芽各30g，北楂肉9g，川芎9g，赤芍9g，香附9g，白芷9g，刘寄奴12g，鸡血藤15g，娑罗子12g，怀牛膝12g，茯苓12g，甘草3g。7剂。

随访3个月，月汛正常来潮，每月仅提前2日。胃脘不再作痛。

【按语】赵老在治疗本案时，值得研究的几点：

1. 如果认定证属肝胃不和的胃脘痛，选用逍遥散或柴胡疏肝汤等治疗，以为大多数医生所掌握。可是有的人见到苔黄厚腻，认为湿热内滞深重，宜大剂清热化湿药，而赵老细审舌质淡红，认为用药不宜过于凉化，否则有冰伏之虞，其结果湿热反而被遏而不得清化。故选用柴胡、香附、赤芍、白芷、茯苓、甘草等平和之药，所以在治疗中如何精选药物，如何掌握恰当的用药法度，必须在大量的临证实践中去探索，最后总结出一套个人用药的经验和特色，赵老在这方面已为后生做出榜样。

2. 胃脘痛和闭经如何在整体观念的指导下通盘考虑，这是赵老治疗本案成功的奥妙所在。不少医生将它们分而治之，胃脘痛找内科大夫；闭经找妇产科大夫，这也未尝不可，但赵老总将它视为整体统一考虑，所制定的治法方药便体现这一精神。

3. 在治疗疑难痼疾时，赵老善取针药并用，甚至包括精神（心理）、食疗、体育疗法、保健按摩等。赵老常说：古代先贤，尚且如此，早已做出榜样，如今医生，反而疏忽，是不应该的。所以在二诊后，症无明显变化，不仅在方药上酌加化湿通经之品，还配上针灸，用体针疏通经脉，调理肝胃，务使经气通，月汛来潮，继而胃痛亦除，这在分科较细的综合性中医院来说，视病情需要，更应加强科室间的配合，以发挥中医最佳的治疗效果。

五、以升为主，调理中焦气机，以治胃脘痛

气机升降是一对作用相反的运动功能，从阴阳属性来分析，升为阳，降为阴，阳升阴降符合阴阳学说的一般运动规律，因此它们之间也存在对立、互根、消长、转化的相互作用，而这种相反作用必然导致相成的结果，即所谓"相反相成"。这一观点在《素问·六微旨大论》早有论及："升已而

降，降者谓天；降已而升，升者谓地。天气下降，气流于地；地气上升，气腾于天。故高下相召，升降相因，而变作矣。"这段话的关键词是"升已而降"，其意是说升到极点便转化为降；"降已而升"，其意是说降到极点便转化为升，这正是"升降相因"，升中有降，降中有升。升之为升，同时包涵降的因素；降之为降，同时孕育着升的力量，这种相互作用、相互感化、相互维系，是符合辩证法规律的。表现在脏腑功能方面，如脾的升清使胃不断受纳新的营养物质，并有力降浊；胃能受纳并将糟粕排出体外，使脾有所升清，因此脾气的升清有助于胃的降浊，胃气的纳降便为脾提供升清的物质，这种脾胃之间的气机互根互用，较之肝与肺、心与肾又有它的特点，这特点表现在两脏腑的联系更为紧密，在症状上表现出易见性，即稍有胃不降浊，立即升清受阻，升清无力，胃浊亦难通下。而肝与肺、心与肾的气机升降，都受到人体中部脾胃相隔，并受它的气机影响。更重要的是脾胃升降相互配合如此紧密，全赖中气这个媒介的维系，因此欲调理脾胃气机升降，当把握双向间的互根作用和中气媒体的重要因素。这其间升降双方的协调仍以中气升清为主，如在治疗胆汁返流性胃炎、胃下垂、十二指肠壅滞等病症时，赵老的治法都充分体现这一理论。

例1

姓名：何某　性别：男　年龄：42 岁

职业：干部

时间：1994 年 6 月 27 日初诊　门诊号：07342

科别：中医内科

主诉：上腹部隐隐作痛或胀痛，餐后加重 3 年，加剧 1 周。

病史：近 3 年来常感胃脘处隐隐作痛或胀痛，多半食后加重，伴嗳气，甚则有灼热感，嘈杂不安，晨起口苦，食欲减退，纳少，大便不实，舌淡红，边见齿印，苔薄黄，脉弦。

今日就诊，见患者人较肥胖，询知素有烟、酒嗜好，工作较为紧张。

体格检查：T：36.5℃；P：74 次/分；R：18 次/分；
BP：122/82mmHg。

实验室检查：

纤维胃镜检查示：慢性浅表性胃炎。

病理：（窦大）慢性中度浅表性胃炎，（体小）慢性轻度浅表性胃炎；有胆汁返流现象，可见胆汁返流量多，胃黏膜黄染、充血水肿；HP（-）。

肝功：麝絮（-），麝浊5u，锌浊7u，HBsAg（-），谷丙转氨酶（CPT）<30 赖氏单位，甲胎蛋白（-）。

B超示：肝、胆、胰、脾未见明显异常。

辨证分析：该患者西医诊断为胆汁返流性胃炎，胃脘胀痛以食后加重，是食物刺激胆汁分泌旺盛而向上返流刺激胃黏膜，故中医认为，胃脘胀痛、嗳气、口苦、嘈杂灼热、脉弦是肝胃气逆，引动胆汁上泛，伤及胃腑所致，证属肝胃不和。又见胃胀、食欲减退，纳食减少，大便不实，舌淡，边见齿印，属脾胃气虚，运化无力。

诊断：胃脘痛（肝胃不和、脾胃气机升降失常型）。

治法：健运脾胃、疏肝和胃、调理气机。

方剂：逍遥散、柴胡疏肝饮合香砂六君子汤化裁。

处方：柴胡9g，郁金12g，赤白芍各9g，党参15g，麦谷芽各30g，鸡内金10g，怀山药15g，枳壳12g，川朴9g，郁李仁9g，木香9g，川楝子12g，代赭石15g（先煎），海螵蛸15g，甘草3g。7剂。

另取补中益气丸9g，1日2次，连用7天。

医嘱：①禁烟酒；②不宜进食辛辣油炙食物；③调整工

作，不宜太紧张；④注意生活起居，按时作息。

7月4日二诊

服药后嗳气稍缓，余症变化不明显，舌脉如前，照上方加减再服。

上方去川楝子、郁李仁，加佛手干12g、木蝴蝶9g、刘寄奴9g，7剂。

补中益气丸照用。

7月11日三诊

诸症稍有减轻，宜调理中气升降功能。

处方：柴胡9g，郁金12g，虎杖9g，赤白芍各9g，党参15g，麦谷芽各30g，鸡内金12g，甘松12g，娑罗子12g，台乌药9g，枳壳9g，川朴9g，代赭石15g（先煎），刘寄奴9g，甘草3g。7剂。

另取补中益气丸9g，每日2次，再连用7天。每日玫瑰花9g、绿萼梅9g、旋覆花9g，煎代茶服。

7月20日四诊

胃脘胀痛、口苦、嘈杂、嗳气均明显减轻。

即以上方为主，随症加减，连服2周。

8月13日来诊

患者自觉诸症痊愈，遂停药。因患者不愿意接受胃镜、B超复查，治疗告一段落。

随访2个月无复发。

【按语】近年来，胆汁返流性胃炎，发病有上升的趋势。一方面纤维胃镜检查的开展，使本病的诊断率提高；另一方面由于炎症、饮食和精神等因素，使奥迪括约肌功能不全，十二指肠内容物大量返流入胃，返流液中的胆酸盐等物质反复刺激胃黏膜，破坏胃黏膜屏障，而产生炎症、糜烂、出血等症状。尽管临床报导有肝胃不和、肝胃郁热、气滞血瘀、痰湿阻滞等型，但赵老认为各型都有一个共同基础，即中气亏虚、升降失常。本例所出现食欲减退、纳食减少、大便不实、舌淡、边见齿印等脾胃气虚现象，即可以说明这一问题。赵老认为，胆汁为何会返流？在肝胆"木"和脾胃"土"之间，其为主的仍是中焦"土"，即脾胃气机升降失常，先由胃气不降而上逆，才引动胆汁返流。而胃气之所以不降，又缘于脾气升举无力，所以赵老赞同脾胃升降中以升为主的观点。因此，胆汁返流可以用柴胡、郁金、川楝子、代赭石、木香、枳壳、川朴以及改方后所用的甘松、佛手干、木蝴蝶、刘寄奴等都是疏肝解郁，理气降逆，引胆汁顺降。又有赤芍、刘寄奴、代赭石活血化瘀，以之为佐，使括约肌开闭功能恢复正常，胆汁排降自然。但是有别于他医治法的是，赵老喜用他自拟的健运麦谷芽汤，药有党参、麦谷芽、鸡内金等，配合补中益气汤补益中气，健运脾胃。其用意绝不是为了消食导滞，而是强化中焦运转，使升者升，降者降，倘使胃浊能降，则胆汁亦不向上返流，这便是治疗的关键。

此外，饮食宜忌，起居有时，不妄作劳，情怀开朗，亦是不可忽视的方面。至于玫瑰花、绿萼梅、旋覆花，"三花"泡代茶，起到疏肝解郁、安神降逆的作用，频频呷之，可起辅佐作用。

例 2

姓名：陈某　性别：女　年龄：31 岁

职业：工人

时间：1993 年 5 月 29 日初诊　门诊号：078350

科别：中医内科

主诉：胃脘不适，胀痛 1 年，伴嗳气呕吐，甚则吐出胃内容物或胆汁，加剧 1 周。

病史：近年来常感胃脘胀闷不适，嗳气，甚则作痛，并呕出胃内容物及胆汁，人觉乏力，面色无华，精神不振，大便时而不通，舌淡，苔底白、中间黄厚腻，脉弦。

辨证分析：腑气上逆，胃浊不降，上则呕逆，甚则引动胆汁上泛而吐苦水，下则大便不畅，中焦运化无权，湿浊内壅、化生湿热，舌见黄厚腻苔，只因病已日久，水谷生化失职，气血亏虚，舌淡，面色少华，神疲乏力，诸种虚象相继出现。

诊断：①胃脘痛（肝胃湿热，腑浊上逆兼脾虚型）；②呕吐。

治法：清化湿热，通降腑浊，佐以健运脾胃。

方剂：小承气汤加自拟健运麦谷芽汤化裁。

处方：党参15g，麦谷芽各30g，鸡内金12g，枳壳9g，木蝴蝶9g，佛手干15g，煮半夏9g，黄连12g，大黄6g（冲服），怀山药15g，枸杞子15g，川芎9g，甘草7g。5剂。

6月6日二诊

近来仍见呕吐，甚则吐出黄绿色苦水，大便欠畅，余症如上。行胃钡餐检查示：①慢性胃炎；②十二指肠壅滞症。脉症合参，系胃气上逆引动胆汁上泛。在上述治法上加疏肝利胆之品。

处方：上方去木蝴蝶、怀山药，加青皮9g、陈皮9g、公丁香1g（后下）、郁金12g、川楝子9g，5剂。

6月12日三诊

近日呕逆渐平，大便较畅，苔黄转薄，脉仍弦，看来疏肝利胆以助胃降逆疗效始见，续上方再进5剂。

6月18日四诊

诸症小有变化，大体仍宗上方加减又进5剂。

6月24日五诊

近日症状好转不甚明显，有形之物阻塞不通，虽舌脉尚无瘀血明证，这仍可理解，气滞波及血分，在上方基础上投以活血化瘀之品。

处方：生黄芪20g，麦谷芽各30g，鸡内金12g，郁金

12g，赤芍12g，丹参12g，桃仁6g，佛手干15g，煮半夏9g，枳壳9g，川朴9g，大黄6g，枸杞子15g，黄芩9g，降真香9g。5剂。

7月2日六诊

患者自觉诸症渐解，但明显感到小腹重坠而大便难下，进而胃脘胀满，呕逆加剧，此乃气机升降失司，治宜在上方基础上，加强调理气机。

处方：柴胡9g，生黄芪30g，麦谷芽各30g，鸡内金12g，山萸肉15g，枸杞子15g，降真香12g，川郁金12g，赤芍12g，枳壳12g，川朴9g，升麻6g，甘松12g，大黄6g（冲服），甘草5g。5剂。

7月8日七诊

服药后，大便通顺，呕逆减少，续上方再进5剂。

此后，即以7月2日方随症加减，又进20余剂，患者自觉诸症已痊愈，黄厚腻苔已转薄，脉弦缓，又行胃钡餐检查示：慢性浅表性胃炎。

【按语】十二指肠壅滞症，又称肠系膜上动脉综合征，大部分是由肠系膜上动脉压迫十二指肠造成阻塞所致，其主症是胃脘痛和呕吐，从中医学来说，无非肝胆脾胃气机升降失司，治当通降为主。初诊以来，始服数剂，即显疗效，但中间5诊，进步不快，赵老在舌脉没有瘀血明证时，投以活血化瘀之品，若无坚实的理论指导是不能灵活地用上血分药的。呕吐胆汁、便秘和苔黄腻，常引起医者重视，而舌淡、神疲乏力、小腹重坠，则易被疏忽，这点正是赵老长处所在，正因为他抓住中焦脾胃运化这一关键，才能速取疗效，使难治的十二指肠壅滞症得以治愈。

六、胃脘痛，病机不变，治宜守法待成

一般来说，新感之邪，只要疏解得当，数剂便愈。内伤杂

病，病程日久，反复发作，脏腑间互相克制，气血交亏，难以治愈。对待这类病证，医患之间，都应有信心和耐心，不能操之过急，否则会带来不良后果。但耐心不是消极等待，而是积极治疗。久病之人，元气必虚，邪深体弱，纵药石中的，尚难速效，表面上似乎病情无大变化，实际上内里病机正潜在枢转，所投药力，日积月累，慢慢调理，到一定程度，自然水到渠成，功效辄见，这里有一个量变到质变的过程。在一段较长的诊疗期内，如何认识病情，把握病机，则是十分重要的。倘若医者徇病人之所急，轻而改弦易辙，则治丝愈棼。亦有患者，见久治进展不快，求愈心切，屡次更医，弄得前后矛盾，东一锄，西一棒，反滋疑惑。对此，赵老认为，为医者，当急病人之所急，痛病人之所痛，在认明病机病情后，胸有成竹，胆大而心细，做好病人思想工作。同时继续不断地细察病情，精确辨证，审病机而度方药，守成待变，必获良效。值得注意的是，若辨证有误，愈是守方，则愈是贻误病情，终必酿成大祸，要对患者负责，不能鲁莽从事。

例

姓名：林某　性别：女　年龄：30 岁

职业：农民

时间：1992 年 8 月 31 日初诊　门诊号：04562

科别：中医内科

主诉：上腹部胀痛，近右肋缘有一压痛点，伴腰酸重，心悸半年，加剧 2 天。

病史：患者 2 年来常感胃胀痛不适，多半在餐后加剧，有逐渐加重之势。近半年来在右肋处有一痛点，并常呃逆，多有泛酸，腰酸重无力，夜寐欠佳，时作胸闷、心悸。劳则诸症加剧。舌淡而暗晦，苔薄白，中根稍厚腻，脉弦缓。

实验室检查：

纤维胃镜示：①十二指肠球炎；②中度浅表性—萎缩性胃炎。

心电图：偶发窦性心律不齐。

B超示：右肾下垂。

血、尿、粪常规：无明显异常。

辨证分析：胃脘胀痛，是为气滞；而肋缘有一固定痛点，又为血瘀，气血总相互影响而生病。泛酸多，乃木气偏旺，而克伐脾胃，证属肝胃不和，又见舌淡而暗晦、苔薄白、中根稍厚腻、脉弦缓，说明肝气犯胃，气滞导致血瘀，且夹有寒湿。腰酸重，是因为肾下垂；胸闷、心悸是偶发窦性心律不齐。治宜分别轻重缓急，先治胃脘痛为主。

诊断：胃脘痛（肝胃气滞血瘀，寒湿中阻型）。

治法：健脾和胃，理气化瘀，制酸止痛。

方剂：失笑散，厚朴温中汤合自拟健运麦谷芽汤化裁。

处方：党参15g，麦谷芽各30g，鸡内金12g，怀山药15g，丹参9g，五灵脂9g，蒲黄9g（布包），海螵蛸18g，川朴9g，枳壳9g，草蔻仁4g，甘草3g。7剂。

另取赵氏胃粉3g，每日2次，连用7天。

赵老监制的"胃粉"每次3g，每日2次，空腹或两餐之间白开水调服。

赵氏"胃粉"药物组成：海螵蛸粉、甘草粉、怀山药粉、黄连粉、浙贝母粉等，共研粉掺揉均匀。

9月9日二诊

服药后，脘胀稍减，余症如前，系药力不足所致，步上方加减再进。

处方：照上方加甘松12g，7剂。续用胃粉。

9月16日三诊

服药后，胃脘胀、返酸、呃逆、心悸均见减轻。但仍有餐后胃胀加重，夜寐欠佳。续上方加减如下：

处方：党参 15g，生黄芪 25g，五灵脂 9g，蒲黄 9g（布包），赤芍 9g，麦谷芽各 30g，鸡内金 12g，北沙苑 15g，川朴 9g，海螵蛸 18g，龙牡各 15g，甘草 5g。7 剂。续用胃粉。

9 月 23 日四诊

经过半个多月的治疗，已初步摸清病的"脉搏"，药证相符，宜守法守方以待转机，有水到渠成之效。自四诊以后皆以上方为主出入进退，并服赵氏"胃粉"，前后共七诊。至 10 月 17 日，胃胀痛已消除，无返酸，纳食增，精神好，夜寐安宁，二便尚顺，舌淡苔薄白，脉弦时有结代，治疗取得明显疗效。患者系农民，不愿再作胃镜等检查，只能凭患者自觉症状好转来判定疗效。

【按语】温习病历，得知患者有偶发窦性心律不齐，时有心悸、胸闷；尚有右肾下垂，故见腰酸无力，但在症状表现中不太突出。主要的还是十二指肠球炎和浅表性—萎缩性胃炎，这都属常见病、多发病。尤其萎缩性胃炎，由于幽门螺旋杆菌侵袭，病情顽固、难治、易于复发，这是医学上一大难题。主要抓住肝胃不和，气滞血瘀，返酸作痛，予以辨证施治，取得较好疗效。限于某种原因患者不能再做胃镜等检查，以证实疗效情况，只好从患者症状好转来判断。其实赵老所取得疗效，辨证施治固然重要，他自己研制的"胃粉"确也起到很好作用，这正是本文要总结的内容。该"胃粉"据学生在临床上观察，对胃、十二指肠溃疡、炎症都有一定疗效，且使用方便，值得总结。

此外，还应指出胃、肠的慢性病变，非数日能治愈，只要辨证正确，选方用药合拍，就应守法守方。医者要胸有成竹，积蓄药力，水到渠成，方见疗效，否则乱投医药，往往事倍功半。

七、难治性的胃脘痛，治宜综合调理

疑难病证，包括慢性病在内，因病情复杂，病程久长，脏腑之间失去协调，气血津液为邪所伤，气机运行乖乱，久而久之，形神共累，针对这些特点，非采取综合治理不可。赵老对此，很有感触，他认为古代医生，早已为我们作出典范。如扁鹊为虢太子诊病，取针药并施，并且遇到什么病他就能看什么病。李时珍撰《本草纲目》内容宏富，治病也是内外兼施，针药并用。大师张景岳，单从他的名著《景岳全书》，便可看出，他精通内、外、妇、儿诸科。如今分科愈来愈细，诚然科学的分科是有其一定道理，分科细化，便于精专，但亦有不足之处。因为点上的专一，往往缺乏面上的广博。何况人的精力有限，不可能面面俱到，应力求做到一专多能，因为知识是互相启发，相互补充，中医内科是以脏腑气血辨证为基础，很自然触及内科、妇科、儿科，这是一个大内科。至于治疗，中医的治疗方法丰富多彩，有药物、针灸、按摩、理疗、气功、太极拳（体育锻炼）、食疗、心理疗法等，应该说，凡对病有利的都可利用，如：针和药应并用，针灸是以经络为基础，人身脏腑和经络是紧密联系的，针药并施，脏腑与经络共同发挥作用，可提高疗效。医和药本是一家，为医者，若不懂药物的性味功用，不知加工炮制，就很难正确使用和指导患者服用药物，自然也就影响疗效。所以，治疑难病证和各种慢性病，要取综合治疗。

例

姓名：谢某　性别：女　年龄：25 岁

职业：务农

时间：1992 年 11 月 2 日初诊　门诊号：072048

科别：中医内科

主诉：胃脘不适，时时作痛，痛无明显规律，伴呕清水 3 年，加剧 1 周。

病史：患者面色少华，胃脘不适，时时作痛，已 3 年之久。其痛隐隐，无明显规律，晨起辄呕吐清涎水，冬季吐水加重，饭后嗳气，胃胀难消。诸症时轻时重，反复难愈。舌淡，苔白滑，脉弦而无力。

辨证分析：胃脘痛伴晨起呕吐清涎水，且苔白滑，脉弦之象断为寒饮之邪阻滞于胃，气机受阻而时时作痛，其痛于冬季加剧，更是寒邪之明证。

诊断：胃脘痛（寒饮气滞型）。

治法：温中化饮，理气止痛。

方剂：小建中汤加减。

处方：党参20g，生黄芪30g，桂枝9g，猪苓9g，茯苓9g，陈皮9g，煮半夏9g，麦谷芽各30g，鸡内金12g，甘松15g，娑罗子12g，元胡12g，白芷9g，佛手干15g，甘草3g，饴糖1勺自加（烊化冲服）。5剂。

11月8日二诊

今日二诊，脉症如前，无特殊变化，3年之病非朝夕能变，续上方再进5剂，同时进行纤维胃镜、胃钡透、胸透、血常规、尿常规、抗"O"、血沉等检查。

11月15日三诊

检查资料如下：

胃镜示：①中度浅表性胃炎；②十二指肠球炎。

血常规：白细胞7.4×10^9/L，红细胞4.33×10^{12}/L，血小板110×10^9/L，血红蛋白119g/L。

白细胞分类：淋巴细胞0.29，嗜酸性粒细胞0.02。

血沉：50mm/h。

尿常规：正常。

尿糖：（－）。

抗"O"：500单位以内。

血电解质：钾3.6mmol/L，钠156mmol/L，氯88mmol/L，钙2.4mmol/L。

尿素氮：3.0mmol/L。

二氧化碳结合力（CO_2CP）：24.8mmol/L。

内生肌酐清除率：118L/24h。

胃钡透示：①胃炎；②胃下垂约5cm。

胸透：肺纹理增粗。

颈椎正侧位片示：颈椎轻度肥大性改变。

从以上临床资料所示，患者有慢性胃炎、十二指肠球炎和胃下垂等病，病变主要在胃，中阳虚衰，运化失职，寒饮内停，是病变主要机理，况且胃腑下垂，非短期能愈。治宜综合治疗，内服中药处方。

处方：党参30g，生黄芪40g，麦谷芽各30g，鸡内金12g，白芷12g，煮半夏9g，陈皮9g，白茯苓15g，娑罗子12g，甘松15g，佛手干15g，山萸肉15g，破故纸9g，枳壳15g，升麻6g，甘草5g。7剂。

另取补中益气丸于中午餐后服9g，金匮肾气丸于晚睡前服9g。

针灸，体针加温灸，取穴：中脘、气海、关元、足三里、百会、胃俞隔日1次。

饮食宜禁生冷、油腻。

食疗，猪肚适量，加炙黄芪20g、九里香6g（一种草药），清炖，喝汤、食肚，每周1次。

医疗体育锻炼，每晚在硬板床上作腹肌收缩运动30次。

三诊之后，即以综合治疗方案进行治疗，其间中药随症加减，大法不变，前后共进100余剂。自感诸症消失，患者不愿再行胃镜检查，仅做了胃钡透示：胃下垂2cm。

【按语】本例以四君子汤加麦谷芽、鸡内金、山萸肉、破故纸等加强补气、健运脾胃。以二陈汤为主温中化饮，其中半夏用量较大，以甘松、娑罗子理气消胀，尤重用枳壳配以白芷、升麻，在补气基础上，以治胃下垂，赵老认为胃下垂与寒饮停滞互为因果，所以二陈汤中半夏用量较大，最大量用至12g。而在升提中气，重用枳壳与轻用升麻相配，重降轻升，先降后升是赵老用药特点，与单纯一味升提不同。此外，本案是综合治疗的范例，有汤药、丸药、针灸、医疗体育、生活起居宜忌、食疗等方法，在治疗慢性难治性疾病时，是可取的。

泄泻、 便秘

泄泻指排便次数增多，粪质稀薄而言；便秘是大便秘结不通，排便时间延长，艰涩不畅的表现；两种病症，截然相反，前者腑气降泄太过，后者腑气不得通降，都直接涉及六腑的肠胃功能，所以置于同篇中讨论。两种疾病，病因有外感六淫和内伤七情，以及痰饮、瘀血、食积、虫积种种不同，这在辨证论治中针对各种病因，给予解决。但无论何种病因引发，赵老认为都关系中焦脾胃功能，因而他谆谆教导我们，论治毋忘健运中焦脾胃，他所说的健运中焦脾胃功能，主要是指温补脾胃，激活消化吸收机能，而不是单一补脾胃。同时赵老还认为论治时毋忘调理中气升降功能，因为粪便的秘泻受制于气机升降。试举一例，以资说明赵老运化妙用。

例

姓名：陈某　性别：女　年龄：35 岁

职业：干部

时间：1996 年 3 月 4 日初诊　门诊号：037929

科别：中医内科

主诉：腹痛腹泻 3 年，反复发作，加剧 3 天，痛泻伴晕厥。

病史：近 3 年来，偶感风寒或饮食不慎，常腹痛腹泻，痛在脐周，肠鸣矢气多。大便每日 1～3 次不等，稀溏不成形，粪便中时夹有未消化食物，痛泻多半在清晨发作，前医常当作"痛泻"治疗或当作"五更泻"治疗，均未取效。西医亦用上抗菌消炎、调节胃肠功能、帮助消化或安定类药，皆未能根治。

平时形寒肢冷，入冬尤甚，食少便溏，既往史无殊见，只是流产二胎后，体质一直未能康复，且病情加重，伴晕厥发生。今日就诊，见其面色少华，神疲乏力，舌淡苔薄白，脉沉细。

体格检查：T：36.6℃；P：85 次/分；R：20 次/分；BP：112/76mmHg。

实验室检查：

血常规：血红蛋白 120g/L，白细胞 7.5×10^9/L，中性粒细胞 0.68，淋巴细胞 0.26，嗜酸性粒细胞 0.032。

血糖在正常范围。

尿、大便常规：均未见异常。

脑电图：正常。

心电图：窦性心律。

辨证分析：腹痛腹泻多在清晨发作，大便稀溏，舌淡，苔薄白，脉沉细，一派脾肾阳虚之象。寒盛则痛，湿盛则濡泻，阳虚寒更盛，水湿愈不得运化。况胞宫与任、督、冲三奇经以及足少阴肾经皆有关联，而肾经上通于脑。流产二胎，导致脾肾，尤其肾阳虚衰为主，三奇经和少阴肾经受损，经气不足，脑海失养，故清晨痛泻之时伴晕厥，病因已明，机理亦清晰，证属脾肾阳虚，水湿内盛，奇经受损。

诊断：泄泻。

治法：健脾温肾，理气化湿，通经养脑。

方剂：四神丸合自拟健运麦谷芽汤化裁。

处方：党参 15g，麦谷芽各 30g，鸡内金 12g，芡实 21g，生黄芪20g，肉豆蔻9g，破故纸12g，制香附9g，北细辛3g，枸杞子15g，鹿角霜24g，白芷9g，吴茱萸9g，茯苓12g，焦艾叶6g。7剂。每日1剂。

3月12日二诊

服药后，腹痛腹泻减轻，舌脉尚无变化。食欲好转，疗效初见，继以上方加减，北细辛改为1g，芡实改地骨皮9g，再服7剂。

3月21日三诊

近日腹痛已除，便溏日1～2次，仅晨起大便时稍有头晕不适，四肢转暖，人不畏寒，食欲大增，精神气力自觉良好。舌淡苔薄白，脉稍浮。药已对路，且有疗效，不宜更改，按12日方，再进7剂。

4月2日四诊

诸症基本消除，偶见便溏，食欲增进，面色转润，晨起大便无头晕，更无腹痛。舌淡红，苔薄白，脉弦。

再作实验室血尿粪常规检查，都在正常范围，BP121/89mmHg，本月经汛正常来潮，再服7剂以资巩固。

【按语】该患者曾多处求医，从症状特点"痛泻"来看，因无肝郁脾虚的机理，所以用"痛泻要方"疗效不显；从时辰来分析类似"五更泻"，虽有脾肾阳虚，但用四神丸治疗亦不理想，何也？说明有它的特殊性。从病史上了解，患者二次人流后，痛泻加剧且出现晕厥，往往被疏忽。胞宫与任、督、冲三奇经以及足少阴肾经关系密切，并通过经脉上通于脑，这样便可以解释晕厥的原因。所以在治疗时四神丸照样取用，重要的是用自拟的健运麦谷芽汤激活中焦元气，同时多加了北细辛、白芷、吴茱萸、鹿角霜、艾叶、地骨皮等入通诸经脉之药，使脾肾阳气得以温补，运化活泼，气行湿化，经气通畅，痛泻与晕厥迅速痊愈，这是本案的关键。赵老能在细微之处，把握本质，非临证有年，难得有如此慧眼。

一、外邪客于肠胃，先疏外邪，再调理肠胃

泄泻若由外邪所伤。属寒性邪类，用六经辨证；属温热性邪类，按卫气营血辨证。前者多关乎阳明经，后者常涉及气分证。阳明经是从阳转阴的关键一经；气分证是从表入里的重要病程，此时邪气入阴入里，病必加重，治当祛邪外出，以防邪陷深重。但泄泻原本属内科病，病位在肠，从脏腑辨证论治分，证涉脾胃运化，终归要调理肠胃，健运中焦，以善其后。

例

姓名：邱某　性别：女　年龄：31 岁

职业：干部

时间：1996 年 10 月 12 日初诊　门诊号：39420

科别：中医内科

主诉：腹痛复泻 10 余年，时作时止，伴荨麻疹。

病史：10 年前一次偶感风寒，发热、打嚏、咳嗽，镇卫生院按感冒论治（药物未详），烧退，病愈。不几日又发生腹痛、腹泻、呕吐，吐出胃内容物，镇卫生院又以急性胃肠炎论治，呕吐和泄泻止。又过 1 个月复受外邪，再次发生腹痛、腹泻，伴见荨麻疹，自此之后，稍有受风或饮食不慎，辄腹痛腹泻或荨麻疹，有时单独出现，有时相伴而见，经治疗皆能愈，但 10 年来反反复复，未能断根。

今日就诊，脐周腹痛，大便稀溏日 1~2 次。周身见散在性淡红色风疹团，舌淡红，苔白根厚腻，脉弦细。

辨证分析：风寒湿邪合而伤及脾胃，水谷不得运化，以致吐泻交作。久之，风邪伤及肌肤血络，发为"风疹团"，病机重在脾胃和阳明经，阳明经为多血多气经，是邪气出入之枢纽，治疗抓住脾胃运化与散邪通络这一关键，腹痛腹泻与风疹团便迎刃而解。

诊断：①泄泻；②风疹团。

治法：健脾化湿，疏风通络。

方药：荆防败毒散加香苏饮合自拟健运麦谷芽汤化裁。

处方：苏叶12g，防风9g，藿香12g，陈皮9g，荆芥9g，蜜麻黄3g，茯苓12g，党参1.5g，麦谷芽各30g，鸡内金12g，红花3g，怀山药15g，白芷9g，芋环干15g，紫背浮萍9g，甘草3g。3剂。每日1剂。

10月16日二诊

服药后，腹痛腹泻止，仍有少许荨麻疹。舌淡苔薄，根厚腻稍退，脉弦细，药已中肯，不需更改，照上方去蜜麻黄加香附6g，再服3剂。

10月20日三诊

荨麻疹已消，舌淡苔薄白，根厚腻已转薄，脉弦，再服3剂，以资巩固。

随访3个月无复发。

【按语】腹痛腹泻与风疹团，虽为两种病症，但皆因风寒湿邪，伤及脾胃，致营卫不和，内而腹痛腹泻，外见风疹团，机理则一。在整体观念指导下，统而治之，是赵老诊断正确之所在。用药上除直接健脾化湿、调理营卫外，因邪从外而入，当从外而散。于是方中有宣肺解表的药，有芳香化湿外透的药，有入肝祛风散邪的药，有入气血而调营卫搜邪外出的药，并非杂乱拼凑，而是在中医理论指导下，体现由外邪诱发泄泻者，勿忘疏邪，再调脾胃，从脾胃治两病症，这是赵老的宝贵经验。

二、肠道慢性疾患，善伍活血化瘀药

肠道疾病，特别是慢性疾病，用血分的药很少，大抵外感六淫之邪，多从寒、热、湿（其中包括寒湿、湿热）论治，内伤七情，多从肝气郁结，横逆克伤脾胃考虑，而内伤中的虚证，主要论及脾肾阳虚，至于不内不外因，有食积、虫积等当消积、驱虫。赵老认为，气之与血，阴阳互根，肠道慢性疾病，首先从气分功能紊乱开始，但日久涉及血分。血分之实者，有血行不畅，瘀血停滞；血分之虚者，有阴血亏虚。临床实际观察，有的患者能显示瘀血之象，如舌质晦暗或有瘀斑，脉涩等，有的则无。无论有无瘀血征象，赵老处方善伍活血化瘀药，如赤芍、桃仁、三棱、莪术、三七等，实践证明，确能提高疗效，促进康复，如慢性阑尾炎、局限性肠炎、非特异性溃疡性结肠炎、结肠易激症群等，兹引下例为证。

例

姓名：陈某　性别：女　年龄：51 岁

职业：教师

时间：1990 年 4 月 28 日初诊　门诊号：003907

科别：中医内科

主诉：大便呈羊屎粪状 6 个月，秘结难出，加剧 1 周。

病史：1998 年 8 月初因饮食不慎，骤发急性腹痛腹泻，经消炎等治疗（药物未详），泻止。自此之后，稍有饮食不慎或受冷辄腹痛腹泻，治疗后泻止，但逐渐出现便血，血色较鲜红。在某医院检查，排除肛肠科疾病，经纤维肠镜检查，发现降结肠处有一腺瘤，行手术治疗。术后不久又发现便血，或泄泻和便秘交替发作，又在原手术过的医院行纤维肠镜检查，发现在吻合口旁有一息肉，再次行电凝切除术，术后便血已愈，但常感腹部不适，并见羊屎粪，秘结难出，前后半年多，患者痛苦异常。

今日就诊，赵老查阅以前病历，得知西药用过诺氟沙星、甲硝唑、环丙沙星、庆大霉素等消炎药以及多潘立酮、谷维素，中成药用过麻仁丸、补脾益肠丸、牛黄解毒片、牛黄上清丸等，初用有效，多用则疗效不明显。患者面色少华，神疲乏力，纳食减少，小便正常，舌淡红带暗晦，苔白舌根厚，脉弦细无力。

实验室检查：

纤维肠镜：结肠息肉，电凝切除术吻合口炎，缝线残留。

病理：（距肛180cm）黏膜慢性炎症，上皮轻度不典型增生；（距肛15cm）黏膜慢性炎症。

癌胚抗原CEA8.2ng/mL（正常值小于15ng/mL）。

辨证分析：患者多次肠炎和手术治疗，致使肠道气滞血瘀，功能紊乱，但这只是标症。关键则在于面色少华，神疲乏力，纳食减少，舌淡红，脉弦细无力，此乃脾胃气虚，运化无力。此外，腑气不降，大便难通，湿浊内生，苔白根厚腻。病情较为复杂，不能单纯视羊屎粪，而以火热津伤一言以蔽之。

诊断：便秘（气滞血瘀伴气虚湿盛型）。

治法：健运脾气，理气活血，兼化湿浊。

方剂：麻仁丸、四君子汤合自拟健运麦谷芽汤化裁。

处方：党参15g，怀山药16g，郁李仁12g，火麻仁10g，枳壳9g，川朴9g，桃仁9g，麦谷芽各20g，鸡内金12g，白术9g，茯苓12g，桑椹子18g，生黄芪25g，甘草3g。7剂。

5月5日二诊

服药后症无变化，亦无不良反应。舌脉如前，步上法再进，以待机转，守上方再7剂。

5月13日三诊

服药后，矢气转频，粪便2~3日1行，状如羊屎，虽便秘而不坚。舌脉如前，药证相宜，加强助气推荡之力，守法易方再进。

党参20g，生黄芪30g，怀山药15g，生薏仁24g，郁李仁12g，麦谷芽各30g，鸡内金15g，桃仁10g，枳壳12g，槟榔12g，白术20g，茯苓15g，甘草5g。7剂。

医嘱：①每日炖服银耳适量；②草决明6g泡代茶；③保

健按摩，每日晨起和晚睡前，以肚脐为中心用手掌，按顺时针方向，轻揉30次。

5月22日四诊

服药后，大便虽通，但未恢复正常。考虑术后气滞引起瘀血，宜加强活血化瘀为治。

桔梗12g，桃仁9g，肉苁蓉15g，枳壳9g，槟榔12g，赤白芍各9g，白术15g，麦谷芽各30g，鸡内金15g，党参20g，生黄芪30g，三棱6g，莪术6g，甘草5g，三七粉1.5g（分冲）。7剂。

每日银耳适量炖服，草决明6g，泡代茶。

6月2日五诊

近三日来，大便呈细条状，每日1次，尚通畅，无出血，无腹胀痛。舌淡红，苔薄黄，脉弦。水到渠成，疗效始见。照上方再服6剂。

6月8日六诊

大便日行1次，粪质较正常。至此，后阴之苦，遂告解除。步上方，加减再进，以资巩固。

党参20g，生黄芪30g，桃仁9g，肉苁蓉15g，麦谷芽各30g，鸡内金12g，白术15g，三棱6g，莪术6g，枳壳12g，槟榔12g，甘草5g，三七粉1.5g（分冲）。7剂。

医嘱：①忌食生冷饮食，忌食热炙煎炒食物；②常炖服银耳、花生适量；③草决明6g，每日泡代茶，看生活需要自行掌握；④坚持保健按摩。

随访1个月，大便正常。

【按语】粪见羊屎状，秘结难通，按常规多投以清热滋阴、通腑导滞之品，事实上该患者已用过这类药，但疗效都不理想，何也？关键的是肠道生理功能失常。一为多次炎症和手术的影响，使肠腑气滞血瘀；二为湿浊内停，黏滞不行；三为脾胃气虚，运化无力。既无力升举清阳，津液化生不足，肠腑干枯失润，又无力推荡垢滞，粪便湿浊难出，这一点是最为重要的。赵老正是抓住主要病机参照上方，亲自拟选方药，有效地解决了以上三个方面问题，粪便一通即顺。再者胃肠之腑与生活起居因素关系密切，从饮食宜忌、生活起居、食疗、保健按摩等方面加以辅助，确实起到"一臂之力"的作用。

三、以升助降，治便秘有效

中焦脾胃气机升降，是调节胃肠道功能的重要因素。升为阳，降为阴，从阴阳升降互根原理来讨论，升已而降，降已而升，《内经》中早有明训。赵老十分赞赏中焦清阳之气升动的力量，强调以升助降治疗便秘，验之临床是有效的。不少患者反映，单纯用通便降泄药，大便固然亦能通，但通后腹中仍然不舒，甚则人感疲乏无力。而服用赵老的药，不但便下一轻松，且人不疲劳，腹中舒畅，是以求治者甚众，尤其老人体弱者。

例

姓名：陈某　性别：男　年龄：78 岁

职业：退休工人

时间：1988 年 10 月 7 日初诊　门诊号：0937025

科别：中医内科

主诉：排便欠畅，3~5 日 1 行，已历 7 年。

病史：患者年事已高，逐渐出现习惯性便秘。常服一轻松、麻子仁丸等，初服有效，日久则效果不显。今日经友人之介请赵老诊治，就诊时症见头晕、泛恶、嗳气，纳食不馨而量少，脘腹时胀，小腹重坠而无便意，大便常秘，人感烦闷不舒。舌淡红，边见齿印，苔薄白，中稍厚，脉左弦细无力，右脉弱，寸尤甚。

辨证分析：腑气不降，肠失润下，是老人气虚便秘常见机理。进而分析，该患者为何腑气不得通降，有症为据，头晕乏力，纳食不馨，脘腹时胀，舌淡红，边见齿印，是脾胃气虚，运化失职。在气虚基础上，清阳不升，则头晕乏力；清阳不升则下陷，下陷则气滞，故有小腹重坠之感，但无便意；如此大便秘结，腑浊不得排泄，继发浊气上逆，又见泛恶嗳气。总之，在清阳和腑浊双方都存在升降失常，但从舌脉来看，病之症结是升举之力不足，导致肠腑不得润降。所以证属中气亏虚，升举无力，腑浊不得通降，大便常秘。

诊断：老年习惯性便秘。

治法：健运中气，通腑导滞，佐以升清。

方剂：补中益气汤合自拟健运麦谷芽汤化裁。

处方：党参 15g，生黄芪 20g，木香 9g，川朴 9g，枳实 9g，麦谷芽各 30g，鸡内金 9g，郁李仁 9g，火麻仁 9g，光桃仁 9g，升麻 6g，甘草 6g。7 剂。

10 月 15 日二诊

服药后，上述诸症减轻，大便 2～3 日 1 行，宜加强助气推动，步上法加减再进。

党参 15g，黄芪 30g，木香 9g，川朴 9g，枳实 9g，麦谷芽各 30g，鸡内金 12g，郁李仁 12g，火麻仁 9g，光桃仁 9g，升麻 6g，肉苁蓉 12g，炙甘草 6g，柴胡 6g。7 剂。

10 月 23 日三诊

药后大便日行 1 次，畅通为快，余症悉除。

【按语】乍看此案，似乎平淡，细思之下，不禁要问为何症已显见下不通降，上有气逆泛恶之象，仍用补气健中，升举清阳之药？认真分析舌脉之象，注意小腹重坠之症，抓住病之本质是中气虚陷，小腹重坠，陷则滞，滞则腑气不降（便秘）而上逆（泛恶），便可悟出升清降浊要双向调节和以升助降的道理。方中助升，是助中气之升而非腑浊。中医脾胃气机升降，关系到西医胃动力药，如能进一步研究是很有意义的。

淋、癃病证

淋、癃两病证，属现代医学的泌尿系统疾病，其中一部分为外科病种。中医的辨证施治离不开寒、热、虚、实，此不赘述。然赵老强调的是"气化"，《内经》早已指出："膀胱者，州都之官，津液藏焉，气化则能出矣。"这气化功能关乎肺脾肾三焦，历代医籍已论述备至，问题在于临证时是否理论联系实际，这正是赵老取得较好疗效的关键所在。

一、治法谨严，治老人尿闭简便方

一些病证，从证候上看，貌似严重，但机理单纯，一试即灵，如此则无须"大兵团"作战，只要严格针对病机，或仿取古方，或自拟配方，一投之下，效如桴鼓，赵老治老人尿闭即是一例。

例

姓名：刘某　性别：男　年龄：72 岁

职业：退休工人

时间：1965 年 7 月 28 日初诊　门诊号：00423

科别：中医内科

主诉：尿癃闭不通 2 天。

病史：患者尿癃闭不通已 2 日，曾在某医院导尿，但导后又闭，只好保留导尿。少腹拘急，腰部酸楚，口苦咽干，渴不喜饮，饮食如常，睡眠尚佳，大便干燥，导出小便色赤。既往无其他不适，稍有烟酒嗜好。

脉弱而偏数，舌质正常，苔薄黄。小腹触之微胀。

辨证分析：患者年事已高，舌淡红，脉弱，是体气已虚表现。小溲红赤，苔薄黄，是膀胱水腑癃闭不通，有化热之象。

气虚而膀胱不能气化，本虚标实，治当助气利水。

诊断：癃闭。

治法：助气利水。

方剂：自拟。

处方：白人参9g（另炖），鲜车前草60g，艾叶9g。2剂。加黄酒一盅煎服。

1965年7月30日二诊

药后小便已能自通，日行四五次，脉转和缓，腰酸、小腹胀已除，舌象正常，导尿管已撤除。继前法再乘胜追击，助气力量加强，高丽参易白人参。

处方：高丽参9g（另炖），鲜车前草75g，艾叶9g。3剂。水煎服。

8月4日三诊

小水通顺，重上方3剂，以资巩固。

【按语】本病关键，在于辨别病性的虚实，设有差错，即蹈虚虚实实之辙。

患者年逾古稀，脉弱而偏数，更有口苦、咽干、渴不喜饮，舌苔薄黄等症，提示早有元气不足，且有津液不能升腾的虚热之象。少腹拘急，腰部酸楚，是小便不通所致。综合脉症，显系膀胱气化不行而导致的上虚下实证候。

因此本病的处理，首先要解决膀胱气化问题，《内经》云："膀胱者，州都之官，津液藏焉，气化则能出矣。"《血证论》说："膀胱肾中之水阴，即随气升腾而为津液，是气载阴而行于上也；气化于下，则水道通而为溺，是气行水亦行也。"从这些论点，可知患者咽干、口渴，是水阴不能随气升腾；尿闭不通，是气化不行于下。假如膀胱气化功能恢复，就可以"气化则能出"了。

本病的治法，是助气行水。肺主气，肾主二阴，肺肾相通，升降有序。而膀胱气化，又有赖于肺肾，所以用人参

（白人参或高丽参）以助肺气，用艾叶以温煦下元而通经，如此则有助于膀胱之气机枢转，并借大量鲜车前草，清热利水之力，引尿外出，这样就面面俱到了。用黄酒者，取其加速行气作用，因为证属急迫，必须促其速效。

小便通后，又连服数剂，毕竟年事已高，无非使其巩固而已。

患者眠食如常，既往亦无其他不适，说明其他脏器并无病变，病情简单，用药亦当从简，无需"画蛇添足"。且该患者，病虽属虚，但系新病，故一助之下，气机即通，不需按久病之虚处理。

二、辨证用药，加三七粉、琥珀粉治血淋

血淋病证，大多是膀胱湿热为患，病之日久或体弱者，兼有脾肾虚衰，即为虚中夹实证，治当兼顾。对血淋如何止血，赵老认为用三七粉与琥珀粉，能散瘀止血，活血生新，且琥珀直入下焦膀胱，止血效果，较之用紫珠草、仙鹤草、旱莲草、茜草根等更佳。因为血淋病证，离经之血即出则瘀，瘀血败血阻滞，进而加重出血，且血瘀而不能生新，病证难以康复，"三琥粉"可有效地解决这些问题，所以在辨证用药基础上，加用三七粉、琥珀粉治血淋疗效颇佳。

例

姓名：陈某　性别：女　年龄：39 岁

职业：干部

时间 1993 年 3 月 24 日初诊　门诊号：004237

科别：中医内科

主诉：骤发肉眼可见血尿 4 天，伴尿频、尿急、尿痛。

病史：1 个月前的夜半起床小便时，觉得腰部酸痛，小便时有刺痛，呈淡红色洗肉水样。翌日即到某西医院诊治，诊断

为泌尿系统感染性血尿，服用诺氟沙星、泌尿灵、吲哚美辛、复方新诺明、碱性合剂、卡巴克洛、维生素 K_4、维生素 B_6 等药。既往于 1991 年亦骤发此症，经某医院用西药治疗病愈。此次为第二次复发，用西药后血尿暂时消失，未几日又复发。再用西药疗效不明显，改用中药治疗。

今日患者自觉头晕眼花、面色无华、纳少乏力、腰酸痛，有尿频、尿急、尿痛感。舌淡，苔薄，根微黄厚腻，脉弱。

体格检查：T：36.6℃；P：71 次/分；R：18 次/分；BP：114/86mmHg。

神清，语言清晰，检查合作，皮肤湿润无黄染，浅表淋巴结无肿大。双肺呼吸音正常。P：71 次/分，律齐，无病理性杂音。腹平软，无压痛和反跳痛。肝脏未扪及肿大，双肾区有叩痛。舌淡，苔薄白根厚，脉弱。

实验室检查：

尿：蛋白（＋），脓球（＋＋），红细胞（＋＋＋），外观血尿。

血沉：18mm/h。

抗"O"：<500u。

肝功：麝絮（－），麝浊 4u，锌浊 7u，GPT64u，HBsAg（－），aFP <20ug/L。

生化：总胆固醇 4.8mmol/L，甘油三酯 1.1mmol/L，高密度脂蛋白胆固醇 1.4mmol/L，葡萄糖 5.8mmol/L。

胸透：正常。

心电图：窦性心律，正常心电图。

X 线腰椎正侧位片示：腰椎未见明显异常。

B 超示：①双肾、双输尿管未见明显占位性病变；②膀胱、子宫附件未见明显异常回声。

辨证分析：本病例有肉眼血尿，伴尿频、尿急、尿痛，加上实验室检查所示确诊为血淋无误。但又见头晕眼花，面色少华，纳少，乏力，腰酸痛，舌淡，脉弱，属脾肾亏虚。舌苔根微黄厚腻，是下焦膀胱湿热之象。权衡轻重，脾气虚衰，不能统摄血液；肾失封藏，不能固摄营血为主，而下焦膀胱湿热为次，治当有别。

中医诊断：血淋。

西医诊断：感染性血尿。

治法：健脾益肾，清利湿热，凉血止血。

方剂：小蓟饮子合自拟健运麦谷芽汤化裁。

小蓟 15g，炒栀子 15g，桑螵蛸 12g，当归 12g，生黄芪 30g，党参 20g，麦谷芽各 30g，鸡内金 12g，旱莲草 15g，黄柏 9g，甘草 3g，三七粉 3g（冲服），琥珀粉 9g（冲服）。3 剂。2 日服完。

六一散，每日 10g，泡代茶。

3 月 27 日二诊

服药后，肉眼血尿明显减少，尿频、尿急、尿痛及腰酸大为减轻，舌淡、苔薄黄、脉弱。上方去黄柏加生苡仁 24g、金樱子 15g，再进 3 剂。

4 月 3 日三诊

湿热渐清，尿痛尿频腰酸等症均已消失，无肉眼血尿。尿检无脓球与红血球。上方再续 3 剂，以资巩固。建议 2 周后再复查一次。

【按语】患者尿中见脓球、红细胞，是由感染引起血尿。虽无发烧是因患者体质虚弱、抵抗力差。此例若套用西医感染引起血尿，一味用苦寒清热泻火，清利湿热，势必疗效不佳。从病机上来分析，虽为血淋急性期，然视患者面色无华、乏力、纳呆、腰酸、舌淡、脉弱，系一派脾肾虚衰，气不摄血为主，膀胱湿热为次。因而治疗时以健脾益气，固肾敛精而摄血，兼以清利湿热而止血。如果没有把握好虚中夹实的总病机，一见血尿兼脓球，一味清热解毒，清利湿热，势必疗效欠佳。所以赵氏健运麦谷芽汤加小蓟饮子化裁方中，赵老善用三七粉与琥珀粉冲服，二药善化瘀而止血，且琥珀入下焦膀胱甚佳，亦是经验之一。

眩晕、失眠、头痛、精神失常

眩晕、失眠、头痛、精神失常四种病症都属于精神、神经系统疾病，《内经》指出心主神志，肝主魂、肝主风、肝经上通于头巅等，说明四个病症有相似的生理病理基础，所以合在一章讨论。

这四种病症大多有阳动亢奋的表现，病位在人体上部，临床上常见的证型多偏于阳热风动、心神不宁，所以一般治疗法则以清热泻火、潜纳浮阳、镇静安神为多。而赵老所经治的病例，多有脾胃虚弱，中气升降失常，肝肾亏虚，虚阳上浮等病理变化，论治则与一般常例迥异，选药精良，酌情定度，皆为赵老治疗这几个病症的特点。

一、升脾胃清阳，降肝肾虚火，以治眩晕

眩晕一症，属常见病多发病，其病理不外乎风、火、痰、虚四个方面，据临床观察，实热证有，但虚证为多，且以虚中夹实更多。在虚中夹实证候中有这样一种证型，即：中焦脾胃虚衰，清阳升举无力，不能营养髓海、心神和肝肾虚亏，浮阳上越，上扰清宫（头颅），神明并见的证型。治疗这种证型的眩晕，有的医生分而治之，有的只顾滋阴潜阳，清火安神，而赵老却在整体观念指导下，健脾和胃，升举清阳和滋补肝肾，潜降虚火，双管齐下，且以升举清阳为主。下列 5 个病案体现赵老的治验特点，同时也看出异病同治的辨证特色，这里所指的"同治"，即上述的升举中焦清阳和潜纳浮阳，一升一降相互配合的治法。

例1

姓名：邱某　性别：女　年龄：43 岁

职业：职工

时间：1993 年 12 月 7 日初诊　门诊号：072034

科别：中医内科

主诉：发作性头晕头痛 1 次，伴心悸、肢麻。

病史：平时常头晕、头痛，在住家临近诊所就诊，服药（药物不详）后便可缓解，如此反复发作已十余年，近年来发病有逐渐频发之趋势。

3 天前，即 12 月 3 日，骤发头晕、头痛。发作前先是四肢末端发麻，渐向心中放射，继而头晕、头痛，伴心悸，头晕较以往严重，头痛呈散漫性，无呕吐，无出虚汗，周围景物亦无旋转，人始终清醒，约 2 分钟后，手麻渐止，头晕、头痛、心悸亦渐缓解，无癫痫样典型发作。当即请附近卫生院医生处理（服药不详），因发作时间短，待医生赶来时，诸症已缓解。据医生说心跳、呼吸正常，血压 121/79mmHg，四肢神经系统未引出病理反射，瞳孔反射亦正常。

昨日（12 月 6 日）又发作一次，到某医院检查，提供诊断资料：①高脂血症；②心电图双倍二级梯运动试验提示冠状动脉病变。患者喜用中药治疗，经人介绍，遂延请赵老诊治。

今日就诊，面色少华，神疲乏力，纳少，便溏。月事延期，经量较少。舌淡红，苔薄白，脉弦细。

辨证分析：患者发作性头晕、头痛。据当地卫生院医生诊断，发作时无典型的癫痫样表现，不能确诊是否有癫痫病。发作时无周围景物旋转，无出虚汗、呕恶，大体可排除耳源性眩晕。血压正常，看来属内科杂病。其发病的特殊性在于头晕、头痛与肢末麻痹紧相联。赵老认为头晕、头痛是心肝的病症，而肢末则是脾的病症（脾主四肢、四末），这是脾虚不主营气，肢末、心神两失养的表现。再审之，患者有面色少华，神疲乏力，心悸，月事延期，经量较少，舌淡红，脉细弦，是血不养心，血不养肝。又见纳食少、乏力、便溏，是脾气不运。综观本案属心脾两虚、心肝血虚以及脾虚不主营气的肢末和心神失养证。

诊断：眩晕。

治法：健脾安神，养肝通络。

方剂：归脾汤合酸枣仁汤化裁。

处方：党参20g，生黄芪30g，丹参9g，川芎9g，麦谷芽各30g，鸡内金12g，当归9g，鸡血藤15g，制首乌15g，酸枣仁12g，天麻10g，钩藤10g（后下），紫石英25g（先煎），灵磁石25g（先煎），炙甘草6g。7剂。

12月15日二诊

服药后，头晕、肢麻未发作，但不等于治愈，因其发作无定时，无规律，服上药无不良副作用，嘱再服7剂，以观后效。

12月22日三诊

近日未见头晕、肢麻，照上方加减再进，继续观察。

党参20g，生黄芪30g，丹参9g，川芎9g，当归9g，制首乌15g，酸枣仁12g，鸡血藤15g，麦谷芽各30g，鸡内金10g，天麻9g，钩藤10g（后下），紫石英30g（先煎），炙甘草6g。7剂。

另加归脾丸9g，分吞。

12月29日四诊

两天前头晕、肢麻小发作一次，但症状大为减轻，头已不痛，心悸减少，BP 121/82mmHg，舌淡红，苔薄白，脉弦。

四诊之后，即以上方为基本，针对症状变化，在药物和剂量上略作加减，续服药1个月，头痛、眩晕、肢麻未见发作。随访3个月一如常人，遂停药。

【按语】患者头晕、头痛与肢末麻痹相应出现为主症，病理上有心脾两虚，以四物加参、芪治之；有心肝血虚，用四物加制首乌、鸡血藤养血；有心神失宁，用四物加酸枣仁、丹参安之；有眩晕，在补养气血基础上加紫石英、灵磁石等镇之；有天麻、钩藤、鸡血藤、川芎活血通络祛风而安定之。应该说各方面都面面俱到，恰到好处。那么赵老治疗本案的特点在哪里呢？患者头晕、头痛已有十余年病史；已遍尝中西药未能断根，近年有加重趋势，且出现肢末麻痹与头晕、头痛相应出现的特点。查历年病历，大多医生皆以平息肝风论治，药多清凉为主，而赵老抓住舌淡红、苔薄白、脉弦细的特点。认为心肝之火并不盛，选方用药力避清凉，以免克伐生气。其次，根据病证特点，从脾土立论，"孤脏以灌四旁"，从脾胃论治心肝，论治筋脉。用参、芪、麦谷芽、鸡内金、炙甘草等加强脾胃运化，这是他取胜的奥妙之处。

例2

姓名：董某　性别：女　年龄：22 岁

职业：工人

时间：1974 年 7 月 10 日初诊　门诊号：013075

科别：中医内科

主诉：发作性眩晕 10 年，时作时止，近加剧 2 天，伴呕吐。

病史：患者十多年来经常不定时的头晕呕吐，每次发作历时 2~3 天，皆以西药氯丙嗪、葡萄糖等治疗，屡治屡发，不能根除。今年以来，发作较频，大体每月发作一两次，但与月经无关。发作时先头晕，但无周围景物旋转，可继即呕吐苦水及胃内容物，伴低热（T 37.5℃左右），食欲不振，睡眠欠佳，血压偏低等症状。无发作时，一如常人，月经情况正常，但经后白带多而清稀，察其舌质淡，苔白腻，脉虚弦。

辨证分析：头目眩晕而无周围景物旋转，可排除耳源性眩晕。头晕伴呕吐，是胃气上逆。食欲不振，带下清稀量多，苔白腻，是脾虚运化失职，清阳不升则头晕、下陷则带下多。带下即湿浊之物，又见苔白腻。证属清阳不升、胃气下降、湿浊内盛。

诊断：眩晕。

治法：补中益气，温肾固带。

方剂：补中益气汤合完带汤化裁。

处方：炙黄芪12g，当归身6g，广陈皮6g，明升麻4.5g，软柴胡3g，漂白术9g，白糖参9g（另炖），麦谷芽各30g，建神曲12g，菟丝子15g（布包），补骨脂9g，制香附3g，炙甘草3g。2剂。

1974年7月12日二诊

服上药后，头目不适已除，食欲增强，带下仍多，再以前法出入。

处方：鸡血藤12g，制香附3g，山楂肉9g，麦谷芽各21g，菟丝子9g，白糖参9g（另炖）。4剂。

另取补中益气丸9g，每日2次，白开水送服。

1974年7月22日四诊

头目清醒，更无欲呕现象，低烧退至37.2℃，带下明显减少，舌净，脉缓。自觉数日来，精神清爽，为数年所未有，足见药已中肯，不宜更改，又酌加固带之品以进。

处方：鸡血藤12g，紫石英30g（先煎），菟丝子12g，麦谷芽各21g，制香附3g，山楂肉9g，莲须9g，芡实21g，白糖参9g（另炖）。4剂。

另取补中益气丸9g，每日2次，开水送服。

服药13剂，自觉诸症悉除，乃停药观察十余日，毫无不适现象。头晕呕吐，按以往发作时间，已逾期多日，并无复发，遂返回江西参加生产劳动。

【按语】人体阴阳清浊升降，无不以脾胃为枢转。脾气主升，胃气主降，此乃生理之常。今患者病程长久，又加之舌淡、脉虚弦、食欲不振、带下多，乃脾气下陷之明证。头虽晕，而脉则虚。正如《内经》所说："上气不足，脑为之不满。"更有呕吐，乃胃气上逆，已显见升清降浊失司。其睡眠欠佳、舌苔白腻、低热等症，皆因气血不荣、心神失养、运化失职、湿聚不化所致。综观此证，主要矛盾在于中气不足，倘使脾运健旺，胃逆即平，虽见呕逆，仍以健脾升清为治，故方取补中益气汤（丸）为主，加麦谷芽、山楂以消食化湿。因带下多，加菟丝子、莲须、芡实、补骨脂以温肾固带。加紫石英，是防浮阳上越。投药以后，脾阳即振，不用降逆止呕，则呕逆自平，主要矛盾解决，余症亦迎刃而解，十年痼疾，一朝顿除，治病必求其本，确实重要。

例3

姓名：蔡某　性别：男　年龄：45 岁

职业：职工

时间：1976 年 8 月 24 日初诊　门诊号：29307

科别：中医内科

主诉：发作性眩晕 7 个月，时作时止，近复发 2 日。

病史：病已数月，曾经多方治疗未见显效（药物不详）。本次复发，症见眩晕头胀，胸闷不舒，夜寐欠宁，神疲健忘。不能长时间看书写字，时而双手指头麻木不仁，纳欠便溏，形神少华，眼眶较黑，血压偏低，BP 90/56mmHg。脉象细弦无力，舌质淡，苔薄。

辨证分析：患者眩晕为主症，结合肢麻、脉弦，是肝之病症。胸闷，神疲健忘，夜寐欠安，是心之病症。纳欠便溏，面色少华，是脾胃的病症。神疲而眼眶较黑，是肾之病症。关键之症舌淡苔薄，脉细无力，血压偏低，提示心脾气血不足，血不养筋，血不养神；脾肾双亏，脾失运化，肾精亏虚。证涉心、肝、脾、肾，而以脾胃不得运化，中气亏虚为主。何也？赵老认为，双手指头麻木不仁，是脾主"四末"之明证。四末肢麻，不单是"肝主筋"的问题，更重要的是脾主"四末"问题，所以脾失运化，中气亏虚，中焦气机升降失常，便是本病的主导病机。

诊断：眩晕。

治法：补中益气，滋补肝肾，宁神益智。

方剂：补中益气汤化裁。

处方：紫石英30g（先煎），菟丝子15g（布包），补骨脂6g，楮实子9g，制首乌12g，潞党参12g，漂白术6g，结茯苓9g，炒谷芽15g，佛手片9g，粉甘草3g。3剂。

1976年8月29日二诊

服药后大便转干，余症未见明显好转，仿补中益气汤之类，照上方改党参为21g，加柴胡6g、升麻3g、鸡血藤15g、丹参9g。再服4剂。

1976年9月2日三诊

眩晕、头胀、指麻、胸闷消除，BP 112/72mmHg。再续服前方5剂，以巩固疗效。

经随访1个月，未再复发。

【按语】眩晕一症，究其原因，有风、火、痰、虚之别。《内经》曰"诸风掉弦，皆属于肝"、"髓海不足，则脑转耳鸣"。前贤论眩，仲景责于痰饮，丹溪宗河间之说，认为"无痰不眩，无火不晕"。然考诸家之说，不外虚实二字。症急者多实，症缓者多虚，此为辨证之一大要旨。

本病历，病已数日，然症状较缓，四诊合参，舌脉皆见虚象，当从虚证论治，兼辨夹杂。

不能久视，指头麻痹，当责于肝血亏虚，不能濡养双目、筋脉。虚则滞，故用丹参、鸡血藤，活血通络。神疲、健忘、眩黑，当责于肾亏，因"肾存精舍志"，黑属肾，可作佐证。眩晕脑胀、胸闷、寐失安宁、纳少便溏，当责于中气亏虚、健运失职，该升不升，该降不降，以致浊气上蒙，扰及清窍，清气下陷，而生便溏。特别四末麻木，赵老归于脾虚不运，有他独特见解。初诊未见显效，乃升举阳气之力尚嫌不足，次诊加入升、柴，大助参、芪升气之力，使清气有所上升，浊气下降，故诸恙悉平。

方中以菟丝子、制首乌、楮实子、补骨脂补益肝肾。四君子汤合升、柴，有补中益气之意，能升举清阳至头目。佛手和中理气，既可助气健运，又可治胸闷不舒。尤妙重用紫石英，重镇安神，治夜寐欠宁，且金石之品，质地重坠，能引浊气下行。此外配谷芽健脾消食，制金石药而不碍胃，寓磁朱丸配神曲之妙。选方用药，丝丝入扣，故取效甚速。（蒋远征整理，赵棻指导）

例 4

姓名：邱某　性别：女　年龄：40 岁
职业：干部
时间：1975 年 2 月 26 日初诊　门诊号：003411
科别：中医内科
主诉：发作性眩晕七八年，时好时发，加剧 2 天。
病史：患者反复眩晕已七八年之久，发作时见周围景物旋动或觉自身旋转，须闭目静卧，不敢行动，头晕时伴耳鸣。每次发作时间不定，约历 3 天左右，用高渗葡萄糖等药乃止。某医院诊断为迷路积水，屡治屡发，一年比一年严重，遂于 1975 年 2 月来福州医治。经某医院五官科会诊，查见：双耳膜较混浊。音叉听力检查：高低频听力基本正常，鼻中隔右偏，通气受影响。诊断为迷路积水和鼻中隔偏右。

2 月 25 日下午，眩晕又复大作，患者要求服中药，经人介绍，请赵老会诊。该患者来诊时头目眩晕不敢睁眼，须两人扶腋而行，舌质淡，边带青紫，苔白滑。询其经、带、生育史，均正常，以往亦无其他特殊疾患。今日尚有头痛、纳呆、恶心吐涎水等症，切其脉沉细无力。

辨证分析：患者舌质淡，脉沉细无力，是虚性眩晕。症见舌淡而边带青紫、头痛、耳鸣、脉沉而无力，是肾阳亏虚，阴寒内盛，虚阳上扰。又有纳呆、恶心呕吐涎水、苔白滑，是痰饮中阻，气机升降失职。前贤有"无痰则不作眩"之说，综观本案乃肾阳虚衰，痰饮中阻，气机升降失司的"眩晕证"。

诊断：眩晕。

治法：温肾镇纳，兼化痰湿。

方剂：右归丸合半夏白术天麻汤化裁。

处方：紫石英30g（先煎），钟乳石30g（先煎），熟附片6g，生黄芪30g，鹿角霜24g，菟丝子15g，补骨脂9g，泔苍术6g，丹参9g，陈皮6g，煮半夏9g，猪茯苓各9g，麦谷芽各30g，白扁豆15g（杵）。2剂。

1975年2月28日二诊

服上药1剂后，眩晕骤减，服2剂后即可下床活动。唯午后感觉头目不适，纳少，大便五日未解。苔厚转薄，脉沉细，照上方加肉苁蓉12g，3剂。

服药后大便已通，眩晕痊愈，遂回单位工作，随访3个月，未见复发。

【按语】该患者之眩晕，由几处医院确诊为迷路积水。本例辨证加辨病，中医认为是肾阳亏虚，阴寒内盛，加之痰饮中阻，升降失职，所致头目晕眩。乃采取温补命门、通补督脉、镇纳浮阳，兼化痰饮之法，一投之后，即立竿见影，八年眩晕，一旦霍然，中药能除迷路积水，此中机转，尚须更进一步探讨，以便更好地发挥中西医结合优势。从整个处方表面来看是温肾和化饮构成，若从深层分析，温肾即可暖土，饮化则不困脾，大量用麦谷芽等直接运化脾胃，都着眼于脾胃运化这一关键。从脾土与肾的关系，脾土与痰饮的因果作用，是又可以得到从中土治五脏、五官的启发。

案中处方，用药量大，病重用重药，未尝不可。

例5

姓名：毕某　性别：男　年龄：52 岁

职业：干部

时间：1975 年 5 月 7 日初诊　门诊号：090375

科别：中医内科

主诉：昨夜寐中起床解溲，骤发晕厥 1 次。

病史：平素睡中多恶梦，夜间小便多。近年以来，偶在夜间起床解溲时，突然晕厥，意识丧失，一二分钟后，自行苏醒，醒后但感疲乏无力而已。近 3 个月来，发作 3 次，第一次发作后已服过西药镇静剂等，但极感不适，改服中药。

初诊时，心悸、口苦，咽干以夜寐中尤甚，喜饮但不多饮，纳可，二便自调。舌红，苔微黄而厚腻，脉沉弦无力。

辨证分析：患者除夜间起床解溲，骤发晕厥为主症外，尚见心悸、口苦、咽干、舌红，而咽干的特点是夜间加剧，且不喜多饮，提示阴虚引起心肝火旺、心神不宁。同时见苔黄腻，是湿热内盛。二组几乎相反的症状，发生在同一人身上，显示病情的复杂和难治。

诊断：晕厥。

治法：滋阴潜阳，平肝息风，佐以健运中气。

方剂：杞菊地黄丸化裁。

处方：紫石英 30g（先煎），左牡蛎 24g（先煎），桑叶 4.5g，菊花炭 6g，黄精 12g，菟丝子 15g，枸杞子 9g，莱菔子 9g，麦谷芽各 30g，甘草 3g。5 剂。

专病论治

63

5月13日二诊

服药5剂后，病人自觉心悸减少，口苦咽干喜饮已基本消除。舌质淡红，苔转薄，脉稍弦。上方有效，加减再进，加熟枣仁9g、怀山药30g、鸡内金9g、益智仁6g，5剂。

5月20日三诊

服药后，夜寐安宁，小便减少，偶尔夜尿一次，没有发生晕厥。心悸、口干已除，舌淡红，苔转薄，脉弦。嘱其照5月13日方再重5剂，以巩固疗效。

此后，随访5个月，夜尿中未再发作晕厥。

【按语】此例病案，从症状表现来看，拟属西医排尿性晕厥，属于血管舒缩功能障碍范围，国内报道较少。患者舌红，脉弦而无力，伴咽干等阴津不足现象，是属于中医阴虚阳亢、内风袭动范围，故用滋阴潜阳、平肝息风之法治之，十余剂之后，心悸口干诸症均解，随访5个月，晕厥未再发作。

本例虽属阴虚阳亢，但又舌苔厚腻，脉弦无力，与一般单纯阴虚阳亢者不尽相同，治疗十分棘手。故滋腻之品，如生地等均不选用，而用紫石英、牡蛎，以镇浮阳，佐以桑、菊以清头目，并用菟丝子、益智仁等以补肝肾，以治夜尿频多，更有莱菔子一味，清降痰湿而去苔腻，消补兼施，平稳不偏，滋阴而不腻，潜息而不凉，所谓处方用药，要针对性强，本例庶几近之。

解决本案治疗上十分棘手的问题，赵老认为健运中焦脾胃是为上策。健运脾胃，能吸收水谷精微，以滋养肝肾，治疗阴虚阳亢；健运脾胃，能化湿浊，以化腻苔；更妙的是用麦谷芽、鸡内金，在健运脾胃基础上大量应用怀山药，滋补肺脾肾三阴而不凉腻，固肾而不恋邪，赵老十分喜用，用量宜大，且不能久煎。

二、健升脾气，潜纳浮阳，以治失眠、头痛

失眠，中医称为不寐，是临床上常见病。寐本乎阴，而为

神明所主。其病有心肝火旺，心脾二虚，亦有肝肾阴亏，虚火上扰等等。总之，阳不交阴，心神不宁，是主要机理。临床上上述病证的治疗，已为广大医者所熟悉，而肝肾亏虚，肾阳不足，虚火上扰，心神不宁的失眠，知之者却甚少，或在理论上侃侃而谈，临证实际却又难辨，更谈不上用药合乎法度。书中介绍几例，是赵老治疗心脾两虚，合肾阳不足，虚火上扰心神的复杂失眠、头痛病症治验，重在建立中气，使脾胃健旺，吸收水谷精微，益脾气，养心血。同时借后天脾土之力，将水谷精微，源源不断地接济先天肾精，以助温肾，导引浮阳。赵老潜纳浮阳不用肉桂、附子等引火归原，而是用紫石英、灵磁石、钟乳石、朱砂、龙牡等。因桂附性暴，多用于元阳急败、虚阳上越、外脱的急症，而上述诸药，金石贝壳，重镇潜纳，引虚火下归原宅，温而不燥，是其特色。

例 1

姓名：曾某　　性别：男　　年龄：41 岁

职业：工人

时间：1975 年 11 月 14 日初诊　　门诊号：802435

科别：中医内科

主诉：失眠 6 年，时轻时重，未能治愈。

病史：患者失眠 6 年，经常每晚仅睡 2 ～ 3 小时，曾住某医院，经西药治疗，并多服滋阴潜阳中药，症无改善。

就诊时，梦多、口苦、头晕、耳鸣、心悸心烦、神疲乏力、食欲尚可、腰酸、夜尿次数多、舌质淡、舌尖红、苔薄白、脉沉细无力。

辨证分析：失眠、多梦、口苦、心悸心烦、舌尖红，是火气上扰心神，心肝火旺的表现。然观头晕、耳鸣、腰酸、夜尿多，参之舌质淡、苔薄白、脉沉细无力，却是肾阳虚之象。肾阳虚、虚火上浮，扰乱神魂，是以失眠；外观表现出一派虚性亢奋征象，这便是虚火的由来。故证属肾阳虚的虚火证。

诊断：失眠。

治法：健脾益肾，潜纳浮阳，重镇安神。

方剂：磁朱丸合肾气丸化裁。

处方：紫石英 30g（先煎），龙牡各 30g（先煎），磁石 30g（先煎），黑桑椹 15g，枸杞子 15g，菟丝子 15g，熟附片 6g，芡实 15g，朱砂 1g（冲服）。3 剂。

1975 年 11 月 21 日二诊

患者相隔 6 日，才来复诊，复诊时，症无变化，又照上方续服 3 剂。

1975 年 11 月 28 日三诊

症无变化，仍照上方再服 3 剂

1975 年 12 月 8 日四诊

自诉服药 9 剂后，睡眠已有好转，其他症状亦有不同程度的减轻。脉仍沉细无力，舌质淡，苔薄黄。照前方将熟附改为 4.5g，并加熟地 12g，连服 4 剂。

1975 年 12 月 24 日五诊

自诉最近几天，每晚能睡 5～7 小时，饮食、二便正常，其他症状续有减轻。舌质淡，苔薄黄，脉稍沉。照 12 月 8 日处方，将附片改为 3g（熟附用量逐渐减少），再服 6 剂。

1976 年 1 月 21 日六诊

睡眠较好，耳鸣、腰酸、头晕、心悸症状基本消失，只是夜间小便次数多。照 12 月 24 日方，再加桑螵蛸 9g、黄精 12g，又服 6 剂。

1976 年 1 月 30 日七诊

每晚保持睡眠 7 个小时左右，夜尿次数减少。遂嘱停药观察，并加强体育锻炼，以资巩固。

【按语】失眠发病原因很多，有因阴虚阳亢引起的；有因心脾气血亏引起的；有因心胆气虚引起的；有因痰火内扰或胃中不和引起的。本例失眠，则是虚阳上浮引起心神不安。故仿磁朱丸和右归丸之意，取附子合菟丝子、枸杞、桑椹（代山萸肉）、芡实（代怀山药）、熟地，以补养肝肾，并用紫石英、龙牡、磁石、朱砂，镇心安神。连投数剂，始见端倪。假如当时不坚持用药，又改用滋阴潜阳之法，不免重蹈6年不愈之曰。本例辨证准确、坚定不移，连用附子方剂以治失眠，临床中用这样方法是不多见的。

例2

姓名：黄某　性别：女　年龄：38岁

职业：医生

时间：1976年9月30日初诊　门诊号：249803

科别：中医内科

主诉：失眠、多梦4个月，时轻时重，加剧3天。

病史：患者平素劳神过度，损及心脾。半年前，因患"甲亢"，疑有恶变，精神紧张，行手术切除后，又因夜晚曾一度暴受惊骇，从此夜夜不眠，目不交睫，纵能合眼片刻，而外界情况，心中亦历历明了。稍有响动，即心惊骤跳，白天亦无法安静。辰下见症：头晕目眩，耳鸣如蝉，消谷善饥，夜尿频数，精神倦怠至极。病历4月有余，屡经中西药治疗（药物未详），未见端倪。

实验室检查如下：

甲状腺机能基础代谢测量：+13%。

尿糖：（－）。

尿常规：脓球极少。

脑电图：正常。

血常规：正常。

患者自诉：从事医务工作十余年，未见如此棘手之病，以致严重影响工作，忧心忡忡，痛苦难以尽述。兹由该院某医生介绍，特来诊治。

平素月经、白带正常，脉象虚弦，舌质淡，苔薄，中有浅剥。

辨证分析：患者平素工作紧张，劳伤心脾，加之某种原因的精神刺激引发严重失眠，症见精神倦怠，消谷善饥，腹中空虚，舌质淡，苔薄，中有浅剥，此乃心脾两虚。头晕目眩，耳鸣如蝉，夜尿频数，寐中惊骇，脉虚弦，显示肝肾亏虚，浮阳上扰，心神肝魂不得安宁。综观此案，证属心脾两虚，肝肾不足，心肾不交。

诊断：失眠。

治法：补养心脾，交通心肾，镇静安神。

方剂：磁朱丸合自拟健运麦谷芽汤化裁。

处方：紫石英30g（先煎），磁石30g（先煎），朱砂0.6g（冲服），菟丝子15g，补骨脂1.5g，怀山药15g，潞党参15g，芡实20g，谷芽30g，益智仁9g，浮小麦30g，甘草3g。4剂。

1976年10月5日二诊

自诉药后能入睡3～5小时，数月难眠，得此酣息，精神清爽，真乃一大快事。他症均见明显减轻。此乃向愈之征，仍继前方，加楮实子15g、鸡血藤15g、交泰丸9g，益气补虚、通脑安神，5剂，以善其后。

随访1个月，健康状况良好，睡眠恢复正常。

【按语】失眠之症，病因多端。本例患者，本因心脾亏虚，肝肾不足。《内经》指出"肾……气不足则善恐"，"血不足则恐"。复兼暴受惊骇，以致"惊则心无所倚，神无所附，虚无所定，故气乱矣"。

心为五脏六腑之主，心失所主，五脏六腑功能皆乱。影响到肝，则头晕目眩；影响到胃，则消谷善饥；影响到肾，则耳鸣不休，夜尿频数，形体疲惫。

素体不足为本，暴受惊骇为标，此时应标本同治，互相兼顾为上策。

方中重用紫石英、磁石、朱砂，重镇安神，潜阳纳气，使浮越的心气复归原位，从上达下，这是赵老多年临证总结出来的治验，用之确有疗效；用菟丝子、补骨脂、楮实子，鼓舞肾阳，蒸腾肾水，从下济上；再配以交泰丸、磁石、朱砂，使心肾相交，阴阳互济。用党参、怀山药、鸡血藤，健脾气、养心血，以实心脾之虚。益智仁、芡实收敛固涩，可助前药补脾固肾，以制夜间多尿。谷芽健胃、助运化，使药石不碍胃气，有利药力运行。甘草调和诸药，亦能补中。

心肾得交，心脾得补，心有所倚，神有所附，则五脏六腑功能有所支配，故能安然入睡，诸恙悉除。此乃治病求本，一剂知，二剂已，效如桴鼓。（蒋远征整理，赵棻指导）

例3

姓名：尤某　性别：男　年龄：40岁

职业：军人

时间：1974年9月19日初诊　门诊号：600357

科别：中医内科

主诉：发作性太阳穴处疼痛已14年之久，此次复发2天。

病史：患者头痛已14年，其痛多在太阳穴或脑后，痛无定时。痛剧时，双目难睁，恶心欲呕，服"索密痛"能暂时缓解。夜寐不安，多生奇梦，半夜醒时，耳闻幻听，精神欠佳，食欲不振，二便如常，无脑部外伤史。脉象弦细无力，舌质淡、苔薄、边见齿痕。

血压：108/72mmHg。

脑电图：无异常发现。

辨证分析：患者以头痛为主症，弦脉应之。复见食欲不振，舌淡苔薄，边见齿痕，脉细无力，是脾胃气虚，运化无力，气血生化不足。又有夜寐恶梦纷纭，幻听幻觉，是肝肾亏虚，虚火扰神，神魂不宁。证属中气虚弱，气血不足，肝肾亏虚，浮阳扰动，神魂不宁。

诊断：头痛。

治法：补中益气，滋补肝肾，安神止痛。

方剂：补中益气汤合磁朱丸加减。

处方：炙黄芪12g，正红参6g（另炖），漂白术9g，明升麻4.5g，软柴胡6g，全当归6g，广陈皮6g，紫石英60g（先煎），钟乳石60g（先煎），灵磁石60g（先煎），菟丝子15g，甘枸杞12g，五味子9g，桑椹子12g，炙甘草4.5g。共服4剂。

9月23日二诊

诸症见减，唯夜寐尚欠清宁，照上方加牡蛎24g，共服6剂，多年头痛竟告痊愈，随访2个月，均未复发。

【按语】头为诸阳之会，又是髓海所在，位居高巅，六腑清阳之气，五脏精华之血，皆聚于此。究头痛原因，或由外感时邪，留滞经脉，堵塞络道；或因正气内伤，气血不足，经脉失养；亦有因瘀血阻滞，经脉不通，致使清阳之气，失却舒展所致。然一言以蔽之，大抵暂痛为邪，久痛为虚。本例患者，经西医诊断为"血管性神经性头痛"，无特殊治疗，一般只作对症处理。赵老辨证，主要掌握病程久长，食欲不振，脉象细弱，舌淡边见齿印，认为是气虚为主，气血不足证，以补中益气汤为主方治之。此外，患者肝肾不足，神魂不宁，用菟丝子、枸杞子、五味子、桑椹子"四子"平补肝肾，加上紫石英、灵磁石、钟乳石"三石"，潜降浮阳，安宁神魂。联系前面用药，可见健升中气与潜纳肝肾浮阳并用，以治气虚为主，气血不足和肝肾双亏，浮阳上扰的诸如头晕、头痛、失眠、神经、精神有关病症，验之临床，其效颇佳。是以14年的头痛、头晕，数剂获愈，显示出中医药治疗疑难病证的特色。（蒋远征整理，赵棻指导）

三、狂乱证，当分外感内伤，治各不同

精神失常，相当于中医所说的癫狂症，一般而言，狂为阳，癫为阴，但临床上仍以痰火阳狂为多见，治多清泄心肝之火或清化热痰，开窍安神等。下面所介绍的精神失常案例，一为外感诱发，从临床辨证看，为风寒束表，寒痰阻窍所致，此时是否像赵老那样坚持辛温解表，温化寒痰；二为脾肾虚衰，清阳下陷而不固，肾精亏损，阴损及阳，浮火上越所致，此时是否能像赵老那样坚信辨证无误，坚持用附子理中丸为主治狂。细思之，赵老抓住舌脉之象，准确辨证是论治的关键。

例 1

姓名：黄某　性别：女　年龄：56 岁

职业：家庭妇女

时间：1975 年 6 月 16 日初诊　门诊号：332010

科别：中医内科

主诉：恶寒发热 3 天，伴语无伦次，精神失常。

病史：由其爱人代诉：恶寒发热 T 37.8℃，咳吐白痰已数日，伴有多梦，心悸心慌，时而精神失常，喃喃自语，或烦躁不宁，语无伦次，二便正常，舌质淡，苔白厚腻，脉弦数无力。

辨证分析：恶寒发热，咳嗽，痰色白黏，是风寒之邪，客于肺系，寒痰阻滞，肺气上逆，不得宣透。心悸心慌、语无伦次，是心神失常，不得安宁。联系痰白而黏、舌淡、苔白厚腻，显系痰湿蒙蔽心窍。舌淡、脉无力，说明该患者体质虚弱，抗力不足，故外邪所伤，易入心包，而诱发精神症状。

诊断：①感冒；②癫症。

治法：宣肺解表，化痰宁神。

方剂：香苏散、三拗汤、焦三仙合二陈汤化裁。

处方：蜜麻黄 3g，苦杏仁 6g，桔梗 6g，苏叶 9g，陈皮 6g，煮半夏 9g，茯神 12g，莱菔子 15g，麦谷芽各 30g，焦山楂 9g，神曲 15g，夜交藤 18g，甘草 3g。2 剂。

1975 年 6 月 18 日二诊

寒热已除 T 36.6℃，咳嗽亦减，白痰少许，仍夜寐不安，心慌心悸，头晕腰酸，时有语言错乱。舌淡，苔白厚，脉虚弦。

处方：陈皮 9g，煮半夏 9g，茯神 12g，桔梗 6g，苦杏仁 3g，蜜麻黄 2g，苏叶 9g，莱菔子 12g，麦谷芽各 30g，神曲 15g，焦山楂 9g，党参 20g，菟丝子 9g（布包），夜交藤 20g，甘草 3g。3 剂。

1975 年 6 月 21 日三诊

能自诉服药后神志已定，唯余头晕，心悸，乏力，舌淡苔薄白，脉虚弦。症有好转，继前法再进。

处方：陈皮 9g，煮半夏 9g，茯神 12g，苦杏仁 3g，桔梗 3g，蜜麻黄 1.5g，莱菔子 12g，麦谷芽各 30g，神曲 15g，焦山楂 9g，苏叶 6g，党参 30g，菟丝子 15g（布包），夜交藤 20g，甘草 3g。2 剂。

经随访了解，服药后精神安定，停药观察数日，生活如常。

【按语】精神失常，多由肝气不舒、郁而化火、扰乱心神，或脾失健运、痰气郁结、蒙蔽心窍所致。本例患者，虽由外感诱发，实为体内痰湿蒙蔽心窍，与情志因素引起者不尽相同，故始终以解表化痰为治。观其苔白而厚腻、脉虚弦，足证内湿之重，故方取三拗汤、二陈汤、焦三仙，并合党参、苏叶、菟丝子、夜交藤，使补不留邪，表不伤正。尤以温化痰湿为主，并使气机舒畅，遂取得较好的疗效。中医学对治痰之法，有长久的临床实践经验，古为今用，应进一步整理研究提高。

如今，多数医师一见精神失常，大抵用清肝泻火、重镇安神、清化痰热来治疗。本案由外感诱发，赵老一是坚持辛温解表，二是温化痰湿，基本不用重镇安神药，能像赵老这样，不落世俗套路，不带主观臆测，完全遵守传统辨证施治原则，真是难能可贵。

本例成功的治疗，也为临床上对西医所说的"感染性精神病"用中药治疗，开辟一条途径，虽案例不可多得，但举一反三，颇有裨益。

例2

姓名：王某　性别：女　年龄：31 岁

职业：工人

时间：1965 年 10 月 27 日初诊　门诊号：093024

科别：中医内科

主诉：神志错乱，语无伦次，彻夜吵闹不休 2 天。

病史：患者由其爱人及 3 位亲友，把其两臂、扶腋进诊室。见其两目斜视，面赤如妆，神志失常，口中喃喃自语，时或哭笑，而语音不亢。据其爱人口述，患者于本月 19 日，忽然昏倒，人事不知，经送某医院抢救苏醒，10 月 23 日，复到某医院内科门诊，以头晕心悸为主诉，服药 3 日，尚无不适。自昨日（26 日）起，忽然神志错乱，语无伦次，彻夜吵嚷不休，迄未宁静。曾去某医院诊查，认为癫狂，应送精神病院诊治，因欲服中药治疗，经人介绍，请赵老诊治。

患者脉细缓无力，口紧闭不允张开验舌（参考本月 23 日门诊病案记录，舌苔薄白），面颧红赤，指甲苍白，脚冷至膝，目不转睛。脉症合参，显系戴阳证候，乃断为虚狂之症。当场即用毫针刺入人中、风府、大椎、肝俞、心俞等穴，以通经窍。又急取桂附理中丸一粒（9g）研碎用开水灌下，以振脾肾之阳，并使之平卧于检查床上，移时人稍平静。遂议用益气宁神，导龙入海之法，拟方1剂，嘱其服后明晨再来。

辨证分析：患者目不转睛，语无伦次，或哭或笑，神志失常，是狂乱明证。但狂乱时，语音不亢，面颧红赤如妆，指甲苍白，脚冷至膝，脉细缓无力，是上假热、下真寒的戴阳证，断为虚狂。

诊断：虚狂。

治法：引火归原，健脾固肾，安神定志。

方剂：桂附理中丸加磁朱丸化裁。

处方：潞党参30g，泔苍术6g，陈皮9g，煮半夏9g，范志曲9g，石菖蒲6g，远志6g，夜交藤12g，紫石英30g（先煎），甘草3g。

磁朱丸18g吞服，桂附理中丸2粒分送。

1965年10月28日二诊

今日患者只由其爱人陪送而来，神志稍清，虚狂症状能得控制，自诉头晕且重，胸腹内觉有烘热之感，周身酸楚。昨夜初能入寐，但两眼不能闭合（这句话由他爱人补充），口中和，饮食欠佳，大便通而不畅，小溲热赤。舌质淡，脉微而沉细，苔薄白，面色已转正常，心神既定，浮火归原，当再着重温肾，以助脾阳。

处方：照昨日原方加肉苁蓉12g，补骨脂9g，北沙苑9g，1剂。

10月29日三诊

今日患者独自一人前来，神志完全清醒，衣履整洁。自诉药后，仅余轻微头晕头重，饮食欠佳，并无其他不适。二便如常，舌质淡，苔薄白，脉沉细。上法已立竿见影，拟续前方加减治之。

处方：潞党参30g，泔苍术6g，陈皮9g，煮半夏6g，麦谷芽各24g，神曲9g，怀山药30g，石菖蒲6g，远志6g，肉苁蓉12g，补骨脂12g，紫石英30g（先煎），磁朱丸18g（分吞），桂附理中丸2粒（分吞）。1剂。

10月30日四诊

患者前来复诊，精神状态一如常人，唯感疲乏无力，照上方加龙牡各15g，5剂。

5天后，经随访，已无不适症状，只余原有带下未愈，因患者未表示治带下病，故未再服药。

【按语】本病自开始发狂至治愈，仅为时4日，服药3剂。《内经》有"至虚有盛候"之语，张景岳亦有"虚火即假热，戴阳于上、上热下寒者，为无根之火"之说。本例即由虚极而成的上热下寒戴阳证。临床辨证主要根据是：脉细缓，舌苔薄白，面赤脚冷，指甲白，语音低弱。这些脉症，无一非虚寒之象。而这些虚象，又是怎样产生的呢？根据患者已往病历记载，自本年4月18日起，曾断断续续在门诊治疗，历时数月，最初主诉症状是，月经量过多，白带亦多，质如鼻涕、气味腥，心悸头晕，饮食欠佳，舌质淡，舌苔白，脉象细缓。在10月23日发狂前最后一次门诊病历上，仍可看到带下甚多，色白气腥，心悸头晕，脉细缓，舌苔薄白等记载。可知半年以来，月经量较多，白带淋漓不尽，说明脾气久已下陷，阴损及阳，肾阳亦显不足，导致相火离位，上扰心神。肾为先天，脾为后天，脾肾气虚，则气血津精来源不足，无以涵养心神，如此日积月累，致有今日之变。

再据患者10月29日神志清醒后的自述。10月19日晕倒前，先是感腹中饥饿，心中不适，心慌，头上似有巨石重压而下，随即人事不知。被送到医院急救后清醒，但头晕、头重仍在，且有心悸，至26日更加严重，终成神志错乱而发狂。可见发病之因，皆由虚极而起。

所谓虚者，是心、脾、肾之虚。脾虚不能摄血，故经来量如崩；心营不足，心失所养，故多心悸；脾气下陷，水谷精微下泄，肾阳不足，不能固摄，则精寒自遗，故带下如涕、色白且腥。更有脉细缓、舌淡、苔白、四肢肩背酸楚等，均为气血不足之征。其间常有头晕心烦，是早露浮阳上扰之机。及至因饥饿，致气虚上冲之势不可遏止，故即晕倒。其后又继发狂乱者，是虚阳上扰，神志为之淆乱之故。君火不足，相火不能安位，阴气日盛则载阳于上，遂成上假热而下真寒的戴阳证，其面赤脚冷，即是此故。

所幸患者，年仅三十，体力犹壮。气血虽虚，而生化之源未败；真火虽衰，亦未至于竭绝，故一经调治，诸症悉平。

本病论治，当本"阳虚之证，以中气不守为最险，故以急救中气为先；有形精血，不能速生；无形真气，所宜急固；而益气切于填精"之旨。拟以理中、四君治本；浮越之火不能直折，当引之归于性命根蒂之中，以磁朱丸合桂附治标。

选方仿六君子汤合磁朱丸、桂附理中丸糅合，加远志、菖蒲、夜交藤、紫石英，安神定志。

人参、甘草补中，陈皮、半夏行气除痰，苍术祛湿又具有醒脾之功，组成补虚的主力。

理中丸能振奋中阳，使阴气顿消，以除浮阳上冲之根。附子扶真火；肉桂通心阳，又可引火归原；理中既合桂附，故用桂附理中丸。这是组成导龙入海的主力。

磁朱丸媾通阴阳，能潜纳浮游之火而安神明，加夜交藤以通心肾，加紫石英以重镇除眩，更佐菖蒲、远志安神定志。组成镇纳上越浮阳的主力。

增神曲者，因胃纳欠佳，用之以助药物吸收（磁朱丸原方中本有神曲）。

其后又加补骨脂、肉苁蓉、北沙苑者，补脾必先温肾也。

总之本病辨证，首先抓住本质，不为假象所迷惑，如面赤发狂，不应即作实火看待，当透过表象，分析病机，始得确诊，论治当以补脾为主，脾阳一旺，心营受荫，君火以明，相火以位（也就是说心神安定，虚火也就归位了），主要矛盾解决，次要矛盾亦随之迎刃而解了。

外感高热

外邪袭表，邪正相争，营卫失调，寒热交作，此时按感邪性质，大体分为风寒表证、风热表证二类。若细分之，尚有伤风证、风湿表证等，若无兼夹，发汗解表，调和营卫，即可获愈。本节列举赵老治案 4 例，从病史上得知，患者大多发热十余日，服用不少中西药，但热不退。自赵老接手治疗以后，数剂而愈，何也？首先是辨证无误，其次才是选方用药得当。温习有关病史，发现这样一个问题，同样一个病人，赵老断证准确，故能较迅速使烧退病愈，我们所要研究的是，在病证复杂多变、似是而非的情况下，赵老又怎样去把握、去判断。

一、证在疑似间，慎思取舍是关键

中医临床疗效好坏，关键的两个环节，一是辨证，二是选方用药。而辨证的正确与否，实际上体现医者的学术水平和临床经验。下面介绍赵老在治疗外感高热几个案例中，如何在证候的疑似间，慎思之、明辨之，从而获得正确的诊断，而正确诊断的判定，是由最后疗效好坏来证明。通过案例分析，还可了解赵老的种种退热法。

第一例，王某，男，29 岁，干部。8 月暑气当令之季，旅途疲劳，猝遇大雨遂感恶寒，继而发生高热等症。有寒湿束表之证，又有湿热内盛之象，如何取舍。赵老从旅途中罹患肠胃湿热，找到热源；从前医单作暑热，用清凉祛暑药热仍不退为据，断为寒湿束表为主导病机，采用先表后里原则，尽管酷暑当令，仍用辛温解表散湿而退热。

第二例，张某，女，43 岁，工人。体气虚弱，外感风寒夹湿，发热十余日，仍有恶寒等表寒证之象，又有大便干结等热象，如何取舍。赵老从舌脉得到印证，断为风寒湿表证，用辛温解表散湿而退热。

第三例，陈某，男，28岁，农民。病起洗地板，汗出当风，而发热，伴水泻。初诊辛温解表，利湿止泻，稍有好转。中间骤然出现目红、唇裂、筋痛而麻等热象，如何取舍。赵老从详问病症，知有房帏之事，乃悟此热由夹阴伤寒所至，弃舍实火而治，仍用温化中焦寒湿，平补肝肾，潜降浮火而退热。

第四例，郑某，男，33岁，干部。炎夏出差，又值霪雨，寒热交作十余日，症见一派热象，是阳暑证或是暑月感冒寒湿之证，如何取舍。赵老从典型热象，从症状的特征，看出不是单纯表证，仍属暑月感受风湿（属阴暑），转化为少阳、阳明合病，用表里双解而退热。

例1

姓名：王某　性别：男　年龄：29岁

职业：干部

时间：1976年8月30日初诊　门诊号：07403

科别：中医内科

主诉：高热10天。

病史：病始远道归家，旅途疲劳，饮食失调，感受外邪，初觉咽痛不舒，复因外出，猝遇大雨如注，衣履尽湿，归则浴身换衣，亦未介意。继则恶寒高热，体温持续在38.5℃～39.6℃之间波动，身着厚衣无汗头痛，周身酸楚，行动沉重，脘腹胀满，纳食不下，口干而不喜饮，便干欠畅，溲赤如茶。经某医院诊治，检查如下：

肝功：GPT 9单位，麝浊2单位，麝絮（－），脑絮8单位，锌浊8单位。

血培养致病菌：无生长。

血检肥达氏的反应：（－）。

血常规：白细胞 $6.9 \times 10^9/L$，中性粒细胞 0.62，嗜酸粒细胞 0.02，淋巴细胞 0.35，单核细胞 0.01。

西药以四环素、合霉素、庆大霉素、病毒灵、扑尔敏、复合维生素 B 及配合静脉滴注葡萄糖等，高热依然不退，转中医治疗，认为是风热外感夹湿，处以连翘、薄荷、青蒿、苡仁、黄芩、芦根、忍冬藤、六一散之类，病情未见好转。患者家属惶惶不安，经人介绍，请赵老诊治。

患者呈急性病容，脸色苍白，恶寒而着厚衣，脉象浮弦而数，重按无力，舌苔黄厚近焦，舌质红，舌体胖大，边见齿痕。

辨证分析：患者旅途疲劳，猝遇大雨，衣履尽湿，是正气虚而外感风湿之邪，症见恶寒发热、无汗头痛、周身困重酸楚。脉浮主表证，数为发热之象，重按无力和舌体胖大，边见齿痕，为体虚湿盛明证。值得辨别的是舌质红、苔黄厚，是风热型感冒还是风湿型感冒？细审病症，旅途中饮食失调，胃脘胀闷，便干难下，提示胃肠有湿热内停，所以显现在舌象上，与表证寒湿型不能混淆。证属表里同病，治疗时当表里同治，亦可先表后里，而赵老选择先辛温解表后清腑积。

诊断：感冒（寒湿型表证）。

治法：散寒祛湿，健脾和胃。

方剂：香苏饮、葱豉汤合四君子汤化裁。

处方：香附 4.5g，紫苏叶 9g，陈皮 4.5g，防风 6g，豆豉 12g，党参 12g，茯苓 12g，泔苍术 3g，建神曲 9g，焦楂肉 6g，麦谷芽各 30g，甘草 3g。2 剂。

并嘱服中药期间，停止他药治疗，以排干扰。

1976 年 9 月 2 日二诊

药后浑身汗出，精神顿爽，体温降 38.5℃，纳食转佳，他症亦差。药中病机，仍继前法，以藿香、荆芥、怀山药之类出入，复诊有四，体温恢复正常，诸恙悉平。

【按语】本病历临床症状错综复杂，有许多似是而非之象。病发于夏秋，又见高热、口渴、溲赤、脉数、舌红诸症，极似温热病，然似热病而非热病。

病始于旅途疲劳，抵抗力下降，诚如《内经》所说："邪之所凑，其气必虚。"其后复感雨淋，寒湿袭表不解，正气不足驱邪外出，邪正相争不下，故见恶寒发热，无汗头痛，虽高热而着厚衣，口渴而不喜饮。张景岳说："身热而喜近衣者，此假热真寒也。"这是辨证的第一个要点。如为风热感冒，必恶寒较轻，或见汗出，口渴喜饮，这是辨证的第二个要点。如为湿温表证，多发病较缓，身热不扬，午后尤甚，这是辨证的第三个要点。本例紧紧抓住淋雨起病，寒湿束表这个矛盾关键，再参前医服用芩、翘、蒿、薄之类凉药，症不见减，足可佐证上述一派热象，系属寒湿束表，卫阳被郁，这是辨证的第四个要点。寒湿为阴邪，非温不化，断然舍症从因，用温药而取速效，这是辨证的第五个要点。

本例方中，以香苏饮、葱豉汤辛温解表，治疗表证；以四君子汤，易白术为苍术健脾扶正、除湿；以保和丸加减，调理胃肠功能，药虽平平，然合四方于一炉，三路并进，内外兼顾，诚如巧工搭架，不可不谓精。前人有云"非辨证无以明，非审因莫能治"，今始信之。（蒋远征整理，赵棻指导）

例2

姓名：张某　性别：女　年龄：43 岁

职业：工人

时间：1975 年 11 月 26 日初诊　门诊号：752300

科别：中医内科

主诉：恶寒发热十余日，伴头痛如裹、肢体沉重。

病史：发病已十余天，初起恶寒发热，头额胀痛，头重如裹，颈项不舒，肢体沉重，酸痛如束，微有咳嗽、咽干、口渴、不欲饮水。曾用过中西药（药物不详），未见效果。近日转为午后热甚（T 38℃），干咳少痰，脘闷纳呆，不知饥饿，口淡无味，夜寐多梦，大便秘结，10 天只通 2 次，并带血丝，小便正常，面色少华，舌质淡紫，苔白厚腻，脉象细数，重按无力（右脉反关）。

辨证分析：患者虽然发热十余日，仍见恶寒，是表证未解。复见头重如裹，肢体沉重，酸重不舒，是寒湿困于肌表。邪气内伤于肺，肺气上逆而咳嗽。有发热伤津而见咽干、口渴，但毕竟属寒湿之邪，故口干不欲饮水。至于面色不华、脉细、重按无力，又是体虚、气血不足的表现。何以近日转为午后热甚、干咳少痰、大便秘结等火热症状，这是寒湿郁久化热所致。但这是寒湿刚刚化热，而寒湿之本尚未全退，从舌质淡紫、苔白厚腻、脉细数无力可以得到印证。因此体气亏虚，外感寒湿之邪，束肺困表，是今日就诊的主导病机，切不为假象所迷惑。

诊断：感冒（风寒湿表证兼气虚型）。

治法：芳香化湿，助气解表。

方剂：香苏饮加二陈汤化裁。

处方：紫苏叶 9g，防风 6g，藿香 9g，佩兰叶 7.5g，泔苍术 6g，草蔻仁 6g，陈皮 9g，煮半夏 9g，茯苓 9g，建神曲 1.5g，党参 18g，甘草 3g。2 剂。

1975 年 11 月 28 日二诊

服药后便通热退，能知饥进食，脘闷大减，头痛、干咳皆除。但感口干如焚，不喜饮水，夜寐烦躁，神疲多汗，舌脉如上。药已中病，但湿邪仍着，脾失运化，气不化津，燥热内生，按前方加减再进。

处方：藿香 9g，苏叶 6g，泔苍术 3g，草蔻仁 4.5g，陈皮 6g，煮半夏 6g，佩兰叶 9g，茯苓 9g，神曲 9g，党参 18g，甘草 3g。3 剂。

1975 年 12 月 1 日三诊

服药后，口中烧灼感消失，饮食知味，烦躁亦解，尚有头晕乏力。舌质淡红，苔前半转薄白、后半仍厚腻微黄，脉细数无力。正值月经来潮，量少色暗。湿邪渐除，但仍停滞。照上法加减再进。

处方：苏叶 9g，藿香 6g，陈皮 6g，煮半夏 6g，茯苓 6g，党参 18g，神曲 9g，前胡 6g，当归尾 9g，甘草 3g。2 剂。

1975 年 12 月 3 日四诊

药后饮食增加，月经情况正常，已能上班工作。苔亦全部转薄，脉弱。唯偶感下腹有轻微之气上冲，这是经后血海空虚，冲气上逆。照上法加减再进。

处方：陈皮 6g，煮半夏 6g，茯苓 9g，党参 24g，当归 9g，藿香 6g，苏叶 6g，神曲 9g，桂枝 1.5g，赤芍 6g，甘草 3g。2 剂。

药后诸恙皆平。

【按语】初诊时有午后热甚，大便秘结，并带血丝，口渴，极似阳明腑实证，为何不事攻下，而用芳香化湿，助气解表之法治之？其后咽干如焚，脉细数，又似阴虚之象，为何仍用健脾化湿之法治之？盖赵老紧抓住体虚湿盛这一主要矛盾不放，故能应付自如。患者舌淡，脉细数，面色不华，足见正气虚衰。苔白厚腻，口淡无味，口干如焚，足见中焦寒湿凝滞，气不化津。其别于阳明腑实证者，无腹满硬痛，无大汗出，无口渴引饮。其别于阴虚者，无舌红少苔，无潮热。今湿滞中焦，若妄用苦寒攻下，必致寒湿内陷；若妄用滋阴清热，必致湿邪留滞不解，所以赵老说："在这种寒热虚实，错综复杂的情况下，必须详辨其病因、病机，去伪存真，求其本质，方能取得疗效，所谓治病必求其本，正是此意。"这确是经验之谈。

例 3

姓名：陈某　性别：男　年龄：28 岁

职业：农民

时间：1975 年 6 月 9 日初诊　门诊号：072894

科别：中医内科

主诉：高热、流涕、头痛 2 天，伴水泻。

病史：昨因洗地板之后，汗出当风，先寒战高热 T39.6℃，继即流涕，微咳，头痛，全身骨节酸痛，口苦，不思食，晨起水泻数次，人极疲倦。脉浮紧，重按无力，舌质正常，苔白厚。

体格检查：T：39.6℃；P：97 次/分；R：21 次/分；BP：121/80mmHg。

辨证分析：患者洗水之后，汗出当风，感受外邪，发热、流涕、微咳、四肢酸楚，伴水泻，相当于西医胃肠型感冒。舌淡红，脉浮紧，苔白，是风寒之邪，客于肌表，治当辛温解表，利湿止泻。

诊断：风寒感冒（风寒夹湿型）。

治法：宣肺解表，利湿止泻。

方剂：香苏饮、三拗汤合自拟健运麦谷芽汤。

处方：苏叶9g，防风6g，荆芥4.5g，白芷3g，羌活3g，豆豉12g，蜜麻黄3g，杏仁6g，陈皮6g，茯苓12g，藿香6g，党参15g，麦谷芽各30g，车前子9g（布包），甘草3g。给药3剂，限2日内服完。

6 月 12 日二诊

患者由其妻扶腋而来。自诉药后，流涕、骨节酸痛已除，微汗能出，寒热已罢，T 36.8℃，腹泻亦少；但双目红赤而不痛，口唇红裂，肢体麻痹，筋掣而痛，不便行走，现出一派热象；然口渴不喜饮，脘闷；舌质淡紫、苔仍厚、脉虚数。经询知有房帏之事，故脉症不符。症状表现在目、筋，是肝肾阴虚，虚火上炎，治当从平补肝肾着手，补而不腻，散寒而不燥烈；至于湿浊内盛，仍从中焦温化解决，以利气机。

处方：藿香6g，苍白术各4.5g，木香6g，陈皮6g，云茯苓9g，麦谷芽各30g，神曲15g，焦山楂9g，吴茱萸6g，补骨脂12g，北沙苑12g，党参30g，粉甘草3g。连服2剂。

6月13日三诊

服药后，口唇干裂、双眼红赤、肢麻筋痛均消失，已能行走。腹泻已止，小溲亦长。唯四肢酸楚乏力，时有脘闷嗳气。舌质正常，苔稍退，仍底白面黄，脉浮大无力，再乘胜追击。

处方：麦谷芽各30g，焦山楂9g，神曲15g，藿香6g，木香6g，陈皮6g，煮半夏6g，茯苓9g，党参30g，北沙苑12g（布包），菟丝子12g（布包），乌梅6g，甘草3g。连服2剂。

3日后，经访问病已痊愈。

【按语】本病例由洗水之后，汗出当风，致外有风寒之邪，客于肌表，卫阳被郁；内而寒湿阻滞中焦，脾失运化。初诊以辛温解表，芳香化浊，投药以后，内外宣通，寒热已罢。然又突现一派有似火热之症，但脉症不符，深虑其中必有蹊跷，经询果然。是以不为假象所惑，仍坚持不懈，虚火上炎，从肝肾着手；湿浊内盛，从脾胃化解，竟获全效，可见赵老临证，胆大心细，倘若以实火论治，必铸成大错。

至于，外感伤寒与房帏之事，亦不必囿于少阴之证，一切仍根据从患者临证表现来辨证施治。

例4

姓名：郑某　性别：男　年龄：33岁

职业：干部

时间：1956年7月28日初诊　门诊号：2320

科别：中医内科

主诉：发热与发冷交替出现已十余日。

病史：半月以前，因公出差，时当炎夏，又值霪雨，偶伤暑湿，因而发冷发热，多于午后与夜间，但不定时。冷时虽拥被犹寒；热时亦有微汗。体温波动在 38.2℃～39.7℃。胸腹郁闷，口臭便难，口干但不多饮，饮食锐减，极感疲劳。两脉沉实，舌被厚腻黄苔。病已十余日，曾用中西药，症尚未除。

辨证分析：盛夏之日，因公出差，又值霪雨，症见冷热交替，且胸腹郁闷，口臭便难，脉沉实，舌苔黄厚腻，是少阳、阳明合病，大柴胡汤化裁，解表通里，一举双解。虽曰暑病，实则暑月感冒风湿之邪，郁而不解，化热入里，与阳暑不同。

诊断：暑湿内郁。

治法：解表通里，消暑化湿。

方剂：大柴胡汤加减。

处方：柴胡9g，黄芩9g，厚朴4.5g，枳实6g，大黄6g，陈皮3g，煮半夏6g，茯苓9g，香薷9g，泔苍术4.5g，藿香6g，六一散12g（布包）。1剂。

1956年7月29日二诊

服药后能出汗，大便已通，胸次稍畅，寒热已平（T37.1℃）。诊其脉已转缓，舌苔已退大半。唯尚感口干不思食，此脾胃机能尚未康复之故。

处方：泔苍术6g，淡枳壳6g，稻香陈3g，煮半夏4.5g，麦谷芽各15g，建神曲9g，白茯苓9g，莱菔子7.5g，川黄连6g，黄芩4.5g，六一散12g（布包）。1剂。

1956年7月30日三诊

经用清热健脾化湿法，食欲增加，苔亦退薄，仍投养胃之品以收全功。

处方：麦谷芽各15g，茯苓9g，漂白术9g，莱菔子9g，活芦根9g，六一散9g（布包）。连投2剂而安。

【按语】本证外有恶寒发热，交替发作，内而腹闷便难，脉实苔垢，已具少阳、阳明两经主症，因时值霆雨，暑湿内郁，故取大柴胡汤加藿香、香薷以解表祛暑；因胸闷加枳实、厚朴，疏降气滞。加上大黄，有小承气汤之意，荡涤湿浊垢滞，一投之后，表里均解。但已病延十余日，未免伤津，故最后以养胃生津收功。本证初因伤暑，而致里结，溯其原因，当责之失表之过。

赵老认为，表气不开，里气亦结，治当先予开表，务使邪从汗出，治过半矣，再予清里，易而速效，此例为证。再说患者已寒热十余日，不是没有治疗，为何赵老接诊二次，即现显效，虽说辨证选方对路是其关键，但用药上亦需精究。本案大柴胡汤加上香薷、藿香，解表发汗，使暑从汗而出。但暑湿内郁，湿为黏腻之邪，非苍术不可从湿中搜邪外散，用药之精当，不能不说是治疗成败的又一关键。

二、男女老幼，外感发热，证治各有特点

老人体弱，元气虚衰，不耐重药。

妇女经期，血海空虚，易受外邪，治多补血。

妇女产后，阴血骤虚，阴损及阳，气血双亏，宜多温补。

婴幼儿童，有"纯阳之体"或"稚阴稚阳之体"之说，患病易化火生风，治多清凉。

以上所述，是历代医家根据不同年龄和性别特点，长期临床观察所作出的概括，有较好的指导意义，但这只是从总体上大体论述而已。至于具体病证，则又当结合每个患者的具体情况而定。如本章所列李某产后高热7天，整个病程治疗中根据病情变化，先后四易其证，采取四种治法，而不必囿于产后必进温补之说。婴幼儿发热尽管19天，赵老并没有受到"稚阴稚阳之体说"的影响，从脉症合参，特别是指纹所见，断为风寒束表，仍用辛温解表而退热。可见不同对象，不同个体，生理病理特点不尽相同，可作参考，但更重要的还是就诊时的

辨证。

例1

姓名：李某　性别：女　年龄：30岁

职业：护士

时间：1986年8月13日初诊　门诊号：12937

科别：中医科

主诉：产后高热7天。

病史：患者于8月3日第二胎足月顺产。产后第4天起，由于不慎受风，随即发热，热度逐日上升，超过40℃。其住院期间进行各项检查如下：

血常规：（8月8日）白细胞$10.6 \times 10^9/L$，中性粒细胞0.68，血红蛋白97g/L。

（8月11日）白细胞$10.2 \times 10^9/L$，中性粒细胞0.68，血红蛋白95g/L。

尿常规：正常。

大便常规：正常。

血清电解质：氯100.8mmol/L，钠143.2mmol/L，钾4.24mmol/L。

血液生化检查：非蛋白氮27mmol/L。

二氧化碳结合力：25mmol/L。

胸透：仅见肺纹理增粗。

心电图提示：窦性心运过速，T波aVF低压。

产科检查：宫缩正常。至8月20日止，宫底已在耻骨上隐约触及，无压痛，恶露少，无臭，乳房无胀，无乳汁分泌。

西医认为，目前未找到明显感染病灶，高热待查。自8月7日发病至8月13日间，曾用过青霉素、链霉素、红霉素、卡那霉素、地塞米松、冬眠疗法及行物理降温，同时配合中药治疗，曾服过银翘散、小柴胡汤、栀豉汤、清营汤、清瘟败毒散、紫雪丹之类，但高热始终不降。患者因知有与其同样病情之人，已有 2 人因高热不退而死亡，故情绪极为颓丧，时有幻听、幻觉。药石不灵，举家惶惶，一筹莫展，于 8 月 13 日，因门人介绍，邀余往诊。

诊其脉，沉数无力，舌质偏红，苔底白、面被黄腻厚苔，肌肤干燥无汗，仅额上时有汗出，两颧稍红，足冷，口淡无味，夜难入寐。虽有高热，仍以厚毡覆身，二便尚可。

辨证分析：产后气血不足，是以脉沉而足冷。舌质红，苔底白、面被黄腻苔，肌肤干燥无汗，是盛夏季节，产后受风，暑湿外侵于表，虽有高热，仍以厚毡覆身，恶寒之象，早已显见。证为暑月感冒，属阴暑类，外有风寒外束，内有暑湿内蕴。治当宣肺解表，涤暑化湿为要。

诊断：产后发热。

治法：疏风散寒，涤暑化湿。

方剂：新加香薷饮合香苏饮化裁。

处方：紫苏叶 12g，防风 9g，香薷 9g，淡豆豉 15g，白茯苓 12g，党参 15g，香附 6g，藿香叶 9g，佩兰叶 9g，盐陈皮 9g，枸杞子 15g，荆芥 6g，麦谷芽各 30g，北楂肉 9g，六一散 15g（布包）。1 日 2 剂。

医嘱：①药后进食红糖煮稀粥，以助发汗；②注意取汗以微微有汗为度；③注意衣被适度，以防汗出当风；④撤除原先物理降温环置床边的冰块；⑤停用抗菌消炎等西药，只用葡萄糖盐水滴注，口服多种维生素，以作支持疗法。

8 月 14 日二诊

服药二帖后，微汗出至膝，人不畏寒，只用薄被单盖身，两足转暖，T38.2℃，舌红，苔淡黄而厚腻，脉弦细数无力。药已中肯，机转佳兆已现，不宜更改，步上法再进。

处方：紫苏叶 12g，防风 9g，香薷 9g，党参 15g，香附 6g，当归 9g，佩兰 12g，茯苓 15g，麦谷芽各 30g，枸杞子

15g，淡豆豉 15g，北楂肉 10g，白蔻仁 6g，炒栀子 6g，甘草5g。1 日 2 剂。

8 月 15 日三诊

今日体温波动在 38.2℃上下，余症如上，好转不明显，经详细询问，仍知昨夜起恶露突然中断，小腹有胀闷感，遂悟瘀血阻滞胞宫。舌偏红，苔薄黄而腻，脉弦细数无力。当予生化汤加减。

处方：党参 20g，当归 12g，桃仁 9g，川芎 9g，益母草9g，冬葵子 9g，苏叶 9g，香附 5g，麦谷芽各 30g，北楂肉 9g，茯苓 12g，佩兰 12g，怀牛膝 9g，甘草 3g。2 剂，1 日 1 剂。

8 月 17 日四诊

服上药 2 天，恶露复行，T 37.9℃，舌脉如前，细思何以热仍不退，详审之后，发现患者这几日仅见头颈以上冒汗，苔黄腻，脘腹闷胀不舒，大便七日未解，始恍然大悟，证属阳明经湿热，急予小承气汤加味。

处方：枳壳 9g，川厚朴 9g，大黄 5g（冲服），郁李仁 9g，佩兰 9g，生苡仁 24g，党参 20g，当归 9g，枸杞子 15g，麦谷芽各 30g，北楂肉 9g，香附 6g，甘草 3g。2 剂。

8 月 19 日五诊

服药 2 天，轻泻五六次，泻下黏臭秽滞之大便，而汗随泻下出至脚踝，自此体温徐徐下降，今日 T 37.6℃，舌淡红，苔薄黄，脉弦细无力，稍数。最后以调养气血为主，兼对症治疗。

处方：党参 15g，生黄芪 20g，当归 9g，枸杞子 15g，肉苁蓉 12g，香附 6g，生苡仁 21g，佩兰 9g，郁李仁 9g，麦谷芽各 30g，北楂肉 9g，枳壳 9g，六一散 15g（布包）。2 剂。

8 月 21 日六诊

今日 T 36.8℃，精神转佳，知饥能食，二便通畅，恶露已净，舌淡红，苔薄，脉弦细缓。

照上方加土茯苓 12g，3 剂而收功。

【按语】本例患者，发病在盛暑之夏，见舌质红，苔黄腻，脉数，乍一看，暑湿之邪充斥内外，高热不退，无怪乎前医很自然地选用清瘟败毒散之类。然而虽高热仍厚毡盖身，虽有黄厚腻苔，但苔底却是白，脉虽数但细而无力，两足发冷，口淡无味，肌肤干燥而无汗，赵老从复杂的病证中，认定系风寒束表，暑湿内蕴，毅然撤去物理降温所用之冰，停用一切西药，详察病情，纯用中药治疗，胆大心细，胸有成竹，实乃不可多得。该护士正是住在她自己工作的西医院，赵老成功的治疗，一时间，轰动院内上下，许多医道同仁赞誉赵老曰：真神也！赵老笑曰：吾非神医，无非坚信中医辨证施治之正确，严格按辨证用药罢。特别患者高热多日，赵老接手治疗，仍用辛温发汗，这确是关键的一招，很值得研究。

本病初以辛温解表，继用通络化瘀，再用助气攻下，最后以调养气血而收功。自初诊以来，十余日中，变更四法，随证进退，况在产后、酷暑之特定条件下，赵老能娴熟而正确地应用中医理论，对年轻后学，继承学习传统中医精华，确有启迪作用。

例 2

姓名：钟某　性别：女　年龄：婴儿 8 个月。

时间：1974 年 7 月 31 日初诊　门诊号：090321

科别：中医科

主诉：其母代诉，发热咳嗽 19 天。

病史：患儿于 7 月 12 日开始发热咳嗽，曾经注射庆大霉素，口服复方新诺明、红霉素等消炎药和退热止咳化痰药，热度仍波动在 37.8℃ ~40℃ 之间。症延十余日不愈，遂来中医门诊治疗。婴儿精神不振，发热 T 38.3℃，咳嗽、有痰咳声，腹胀，不欲吮乳，二便尚可，苔白厚腻，唇淡，指纹在气关，色淡红并不滞。

辨证分析：婴儿唇淡，苔白，指纹在气关，色淡红，是外感风寒之邪。风寒之邪伤肺，肺气不得宣降，上逆而咳嗽。虽用了西药，热仍不退，再细察没有邪在气分的"四大"症状，虽病延十余日，邪仍在肺卫之表，只要辨证准确，治宜宣肺解表，无需怀疑。婴儿又见腹胀，不欲吮乳，苔腻，是痰湿内阻，胃口不开，应佐以消食化痰。

诊断：①感冒；②咳嗽。

治法：宣肺解表，消食化痰。

方剂：香苏饮合三拗汤化裁。

处方：紫苏叶 6g，软防风 4.5g，泔苍术 2.4g，蜜麻黄 3g，苦杏仁 6g，桔梗 6g，淡豆豉 12g，建神曲 15g，楂肉 6g，莱菔子 9g，浙贝母 6g，绿枳壳 4.5g，粉甘草 3g。2 剂。

1974 年 8 月 2 日复诊

服上药后，咳嗽略减，体温 38℃，余症无大变化。经详细诊察，认为药证相符，仍照前方加减再进。因咳嗽减少，去麻黄、苦杏、桔梗。因腹胀苔腻，酌加陈皮、藿香，以增强消积化湿力量。始服 1 剂，热度降至 37.6℃，腹胀大减，苔腻亦化。服 2 剂后，体温降至正常，厚苔已化净，饮食正常，精神活泼，病已告愈。

【按语】8 个月的婴儿，连续高烧 19 日不退，一诊之后证无变化，赵老能坚定辨证用药，守法守方，取得疗效，莫道外感小病，若非中医功底坚实，是无法达到的。

月经、带下病

月经、带下病直接关乎胞宫功能，但任、督、冲三奇经，一源三歧，从胞宫而出，因此经带之疾，多以"冲为血海"

"任主胞胎"立论。赵老十分强调经带等妇科病，应从整体考虑，除十二正经、奇经八脉外，五脏六腑、奇恒之腑，仍是病理基础，对中老年患者强调治重脾、肝、肾。

一、健运脾胃、滋补肝肾，以治气血虚亏闭经

妇人经水乃水谷精微所化生，借先天肾中精气以促成。《内经》理论上早已阐明，脾胃为气血生化之源，肝为女子先天，肾为先天主二阴，冲、任隶属肝肾等，但在具体应用，不同医者又有各自的特色。赵老常以自拟的"健运麦谷芽汤"代替一般的"四君子汤"健脾补气，旨在激活脾胃消化、吸收功能，使水谷精微源源不断地化生。至于滋补肝肾，涵养冲、任可参阅毓麟珠方（《景岳全书》）、养精种玉汤（《傅青主女科》）、右归丸等方化裁。赵老在化裁中必加紫河车，取其血肉有情之品，同时配伍当归、菟丝子、枸杞子、茺蔚子。当归补血活血，为妇女调经要药。枸杞子配菟丝子补肝肾阴血，枸杞子多入肝养血，菟丝子多入肾滋阴，且菟丝子入肾又能平补阴阳，涵阳生阴长之意。茺蔚子为益母草之子，活血调经，以助排经。用"三子"者，子应先天之象，入肾通胞宫，引药力直达病所。

例

姓名：蔡某　性别：女　年龄：32 岁

职业：教师

时间：1974 年 4 月 23 日初诊　门诊号：09399

科别：中医科

主诉：婚后停经大约 8 年，至今未孕。

病史：患者婚后八九年，停经七八年，至今未生育，夫妻双方在某医院检查，排除男方问题，主要是女方闭经引起不孕。患病以来，中西医药，从未间断，中间只偶尔有见红一

点，旋又停闭。经西医妇产科检查，诊刮病理报告如下：子宫内膜呈轻度增生过厚。

阴道涂片病理检查：镜下多为表层细胞，其角化细胞数在20%左右，无周期变化，激素水平中度影响。

盆腔充气拍片：子宫球形，两侧卵巢见轻度增大，尤为右侧，边缘光滑。

西医内科检查报告如下：

（1）尿中段培养致病菌：（－）。

（2）肝功：GPT 90 单位，余在正常范围。

（3）脂代谢：总胆固醇 4.99mmol/L，总脂 7.5g/L，磷脂 2.68mmol/L，α－脂蛋白 0.28，β－脂蛋白 0.72。

（4）葡萄糖耐量试验：

血糖：①30min，5.6mmol/L；②60min，11.4mmol/L；③120min，10.5mmol/L；④240min，6.8mmol/L；⑤300min，4.8mmol/L。

抽取静脉血测血糖，同时搜集 5 次尿标本查尿糖①～⑤均为阴性。

（5）地塞米松小剂量抑制试验：

试验前尿 17－酮 34.7μmol/24h，尿 17－羟 24.0μmol/24h。

试验后尿 17－酮 17.3μmol/24h，尿 17－羟 8.2μmol/24h。

（6）基础代谢率：－5%。

（7）腹部平片：无阳性结石及钙化点。

（8）颅部正侧位摄片：无异常发现。

（9）心电图：正常。

（10）胸透：阴性。

西医初步诊断：多囊性卵巢。

就诊时，症见患者肥胖乏力、头晕、稍动作即大汗出。食欲差，便溏，日 2～3 次。舌质淡、苔薄白、脉沉弱。

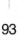

辨证分析：患者停经 8 年，虽西医初步诊断为多囊性卵巢，中医仍抱定辨证施治。就诊时，患者食欲不振，便溏，舌淡，脉弱，是脾胃气虚，运化失职。运化无力，痰湿内聚，故肥胖乏力。头晕，动则大汗出，亦是气虚之征。主症为停经，属冲任功能失调，为肾所主，脉沉弱是下元不足。总之，证属脾肾亏虚，肝肾不足，冲任失调所致。

诊断：闭经。

治法：温补脾肾，调理冲任。

方剂：五味异功散，右归丸合健运麦谷芽汤化裁。

处方：党参15g，漂白术9g，茯苓9g，白扁豆15g，怀山药15g，焦山楂9g，建神曲1.5g，麦谷芽各30g，菟丝子15g（布包），破故纸9g，肉豆蔻6g，紫河车9g，炙甘草3g。6 剂。

从 4 月 23 日初诊起，至 6 月 20 日，共服 42 剂，处方基本同上，稍作加减。其中 5 月 24 日以后，将消导之药量减少，并加熟附、肉桂以补命门之火。投药以后，患者自觉良好，头晕已除，自汗明显减少，食欲转正常，人较前有力，便溏日 1~2次。

1974 年 6 月 20 日二诊

服上药后，8 年的停经，于 6 月 20 日来潮，经量多，色黑，中夹有瘀块，伴小腹胀痛，遂在温补脾肾的基础上，酌加理气活血之品，以利行经。

处方：潞党参24g，漂白术9g，建神曲12g，北楂肉9g，麦谷芽各30g，绿枳壳4.5g，肉豆蔻6g，制香附7.5g，白茯苓9g，菟丝子15g（布包），枸杞子9g，茺蔚子9g，赤芍6g，归尾6g，炙甘草3g。3 剂。

1974 年 6 月 24 日三诊

服药后至 6 月 24 日月经已净，经后自觉腰腹松快。唯素体亏虚，仍以健脾扶阳之品，以善其后。

处方：党参30g，漂白术12g，北楂肉9g，麦谷芽各30g，制香附 4.5g，菟丝子 15g（布包），枸杞子 9g，紫河车 9g，怀山药 24g，熟附片 9g，五味子 9g，左牡蛎 30g（先煎），茺蔚子 9g，炙甘草 3g，肉桂粉 0.6g（冲服）。6 剂。

经医治后，闭经问题已初步解决，患者要求回单位参加工作，于是嘱其将今后行经情况，随时函告。经信访数月，月经情况尚正常。

【按语】妇人之经水，属阴血所化，统于冲、任二经，但与五脏，尤其与肝脾肾关系极为密切。因此月经病，非独冲任之病，亦与其他脏腑的阴阳偏颇或机体虚实之变化有关。故欲调经，不可单纯调经，必须从整体处理，始能奏效。本例患者闭经 8 年之久，当诊治时，不见闭经腹痛腹胀等痛苦，反见头晕、动则大汗出、便溏、舌质淡、脉沉弱，一派脾肾虚寒之候，因此从整体观念出发，壮其脾肾之阳气，使之恢复正常。赵老更着重抓住脾胃为气血生化之源这一环节进行调理，则闭经亦随之而通。辨证论治之重要，询非虚语。

二、健脾升清、益肾固涩，以治白带病

妇人带下增多，排除肿瘤、细菌、霉菌等因素，多半跟体虚或雌激素水平紊乱有关。本文介绍赵老治疗体虚和雌激素水平紊乱引发白带病的治验。一般来说白带属湿浊之物，排泄过多是脾胃运化无能，清阳下陷，肾中精气亏虚，下元不固所致。有的医生抓住健脾益肾，但在细微处常常疏忽，所以赵老常提醒健脾之中有升清，益肾之内有固涩。因为脾虽健运，但清阳下陷（下泄）机制未能纠正，则带下难止；肾虽补，但封藏之本不固，带下难涩。因此临床上升清常用升麻，但量不宜重，只宜 6g。固肾取桑螵蛸、鸡冠花、椿根皮、金樱子，量可稍大，其中桑螵蛸是必用，此药系螳螂干燥卵鞘，性味甘咸涩平，入肝肾，固精气，缩小便，有同气相求之妙。

例 1

姓名：陈某　性别：女　年龄：32 岁

职业：教师

时间：1977 年 7 月 10 日初诊　门诊号：038427

科别：中医科

主诉：带下多已 3 年，伴消谷善饥。

病史：患者带下甚多，质清稀，身感疲乏，头晕口苦，夜寐欠佳，脉细无力，舌质淡，苔白且厚腻，伴多食善饥，体渐消瘦。在某医院妇科检查，排除滴虫、霉菌引发的带下病，也排除糖尿病。

辨证分析：患者带下多，质清稀，排除霉菌感染等炎症因素，属中医脾气亏虚，清阳下陷之证。一方面患病日久，病机衍变，阴津耗伤，肝肾亏虚，虚火上扰心神，夜寐欠佳，日久阴损及阳，神疲乏力，脉细无力。另一方面脾虚湿浊内盛，脾虚与湿浊互为因果关系，恶性循环，中气亏虚，腹中空虚，水谷不能吸收，人渐消瘦。湿浊内盛，以致带下淋漓不断。当此之时，建立中气，加强运化为治本；清补肝肾，利湿止带为治标，标本兼治，双管齐下，以收宏效。

诊断：带下病。

治法：健脾固肾，佐以芳化湿浊而止带。

方剂：完带汤合自拟健运麦谷芽汤化裁。

处方：党参 15g，白术 9g，茯苓 12g，香附 4.5g，陈皮 4.5g，升麻 6g，枸杞子 12g，菟丝子 12g（布包），破故纸 9g，桑螵蛸 9g，五味子 9g，鸡冠花 9g，椿根白皮 12g，麦谷芽各 30g，鸡内金 9g，甘草 3g。7 剂。

7 月 19 日二诊

服药后腹中空虚缓解，自觉体力较好，舌、脉、带下如前，以上方出入再进。

处方：党参 15g，白术 9g，土茯苓 9g，陈皮 6g，升麻 6g，香附 4.5g，枸杞子 12g，金樱子 9g，桑螵蛸 9g，鸡冠花 9g，椿根白皮 15g，龙牡各 15g，麦谷芽各 30g，鸡内金 9g，甘草 3g。7 剂。

7 月 26 日三诊

近来症无明显变化，只是腹中已无饥饿感，精神、气力好转，余症如前。药证相符，宜守法守方，以待病机转复，四诊、五诊、六诊仍以上方随症加减化裁。

8 月 16 日七诊

经这一阶段服药后，纳食正常，腹中已无空虚感，睡眠转佳，精神气力倍增，带下明显减少，白厚腻苔渐退，脉弦，步上法再进。

处方：党参 1.5g，白术 9g，土茯苓 9g，陈皮 6g，制香附 4.5g，枸杞子 12g，金樱子 1.5g，五味子 9g，鸡冠花 9g，龙牡各 15g，莲须 9g，麦谷芽各 30g，鸡内金 9g，甘草 3g。7 剂。

8 月 24 日八诊

带下病基本痊愈，再予上方 7 剂以资巩固。

【按语】带下病为妇女常见病，大体有二类，一为细菌、霉菌引发；一为体虚内分泌失调所致，本例属后者。因带下多，很自然用固涩药为主。实际上妇女患带下病，病程日久，病机衍变，终为虚实夹杂，一味固涩是涩不住的。赵老抓住脾肾亏虚之病机，而重在运化中焦，取得疗效。难以理解的是为何愈是腹中空虚、多食善饥，却投以消食导滞、健运脾胃的药物呢？归根结底是运化失职，赵老不是单纯把麦谷芽、鸡内金、党参、怀山药、茯苓等看成健脾消导药，而是强化脾胃运化、建立中气为首务，这正是他独具慧眼之处。此中奥妙，悉从脾湿不化、清气下陷悟出。

专病论治

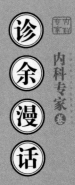

诊余漫话

内科专家 卷

赵荼

脾胃学说及其在临床上的应用

中医学所讲的脾脏功能，与现代医学中所说的脾是不一样的，这是大家学习中医后都了解的。现代医学认为脾是淋巴器官，也是人体的血库，它有造血、破血和滤血的功能，还能产生淋巴细胞等。但某些病症中，还要把脾切除，中医学认为脾是人身气血生化之源，"后天之本"，没有它是不能生存的。中西医学对脾的认识竟有如此差异，我认为是概念不同而已。西医指的是解剖实质的脾，中医指的是运化功能的单位，故不能等同。由于人体的生理活动，到现在还有许多功能，用现代科学知识无法解释清楚。就拿经络来说，经络实质究竟是什么，国内外医务工作者都在探讨，至今还未得出结论，但在临床实践中，都承认经络有它的作用，如针刺麻醉等。同样中医学里的脾胃功能，目前也很难用现有的科学知识水平完全把它解释清楚，相信将来也会同经络一起，得到科学地说明。由于中医的脾胃学说有其独特的一面，并且在临床实践中，有很大的实用价值，因此特别提出，并从中医学角度加以阐述。

1. 脾胃在人体生命活动中的重要作用

首先，我们先温习一下，中医学对脾胃的认识：

"脾胃者，仓廪之官，五味出焉。"

"饮入于胃，游溢精气，上输于脾，脾气散精，上归于肺……"

"胃者，水谷之海，六府之大源也；五味入口，藏于胃，以养五脏气。"

"脾为胃行其津液者也。"

"脾居中央，灌溉四旁。"

"中央生湿，湿生土……在天为湿，在地为土……在脏为脾。"

"脾者土也，治中央，常以四时长四脏。"

以上引自《内经》，认为脾和胃是饮食物消化的场所，有将消化吸收的营养物质分布到全身的作用，并区别出脾和胃的不同作用。胃主受纳，脾主运化，这是脾和胃的主要功能。

至于脾胃的重要作用，历代医家亦多有阐述，如：

"元气之充足，皆由脾胃之气无所伤，而后能滋养元气；若胃气之本弱，饮食自倍，则脾胃之气既伤，而元气亦不能充，而诸病之所由生也。"（《脾胃论》）

"先天之本在肾……后天之本在脾，脾为中宫之土，土为万物之母……胃气一败，百药难施。"（《医宗必读》）

"人之自生至老，凡先天之有不足者，但得后天培养之力，则补天之功亦可居其强半，此脾胃所关人者不小。"（《景岳全书》）

"盖药食之人，必先脾胃而后五脏得禀其气，胃气强则五脏俱盛，胃气弱则五脏俱衰。"（《医门法律》）

"脾胃，人身之坤元，至哉坤元，万物资生，故脾胃为百骸之母。"（《医方考》）

"伤寒证中，须知有内伤；杂病症中，须知重脾胃；胃气不伤，百病皆易痊。"（《慎斋遗书》）

总的来说，历代医家对脾胃的功能及其重要性十分重视，认为脾胃之气所关于人者不小，故多主张以维护脾胃为要图，这对后来在诊治疾病方面，起着一定的指导作用。

现在再将脾胃的具体功能归纳如下：

脾为脏，属阴土，性恶湿，脾气主升，能运化水谷精微，又能运化水湿，同时还具有益气、统血等作用。

胃为腑，属阳土，性恶燥，胃气主降，能受纳水谷，并将它腐熟。

古人把脾胃比喻为土，犹如土地能生长万物，作为人身气血生化之源，而土性能变化最显著的，在于燥与湿。脾为阴脏，湿亦为阴，故把脾喻为阴土；胃为阳腑，燥亦为阳，故把胃喻为阳土。脾主升清，是指为胃输布津液，把水谷精微（指饮食物中的营养物质）上归于肺，由肺而及全身；胃主降浊，是反映饮食入胃，经过腐熟（指消化），把糟粕下降排出。脾为阴脏，本质属湿，所以怕湿，太湿就不能运化升清，故脾恶湿；胃为阳腑，本质属燥，所以怕燥，太燥就不能滑润降浊，故胃恶燥。这些升降喜恶，虽属取类比象，实际上都是指脾胃功能而言。

脾和胃相表里，一脏一腑，互相依存，相互制约。燥与湿，升与降，腐熟和运化，都是矛盾对立统一的。正常生理功能，就是在这矛盾的对立和统一之中取得动态的平衡。如果升多降少，或只升不降；反之，降多升少，或只降不升，都会使脾胃的功能失去协调与平衡，影响人体健康，甚至导致疾病。

在生命的活动中，人身一切组织器官都在不断地活动，这些活动的能源，主要靠外来营养物质的维持。水谷入胃，经胃的腐熟后，由脾吸收其中的精华部分，把它运送到全身。这些精华物质，在新陈代谢过程中，变成维持人体生命活动不可缺少的各种营养物质。如营、卫、气、血、津、液等，以供各脏腑的生理活动需要。从这个角度来看，脾胃是人体气血生化之源，因此有"脾为后天之本"的说法。

脾胃的重要作用，还表现在与其他脏腑功能的生理关系中，这种关系是十分密切的。

以脾与心来说：心主血液而藏神志，脾主运化而统血，心血的生成，必须依赖脾的吸收和转输水谷精微以化生。脾气能统摄血液，使血液不致溢出脉外，以协助心主血液的正常运行；心主血液的运行正常，并在心神的统管下，又能更好地促进脾胃的消化吸收。假如脾运失常，以致心血不足，心火旺盛，常会导致心悸、失眠等症。

以脾与肝来说：肝能藏血，以供各脏腑不时之需，若无脾的化生血液，肝就不能发挥作用。脾主运化，也要肝气的疏泄作用正常，才能帮助脾胃消化吸收。肝为刚脏说的是肝的生理特点，在中医病理术语中有"木克土"的说法，常表现出肝气犯脾和肝气犯胃，症见胁痛、胃脘痛、食欲不振、泄泻等，这说明肝与脾胃的密切关系。

以脾与肺来说：肺司呼吸而主一身之气，脾胃消化功能健旺，所吸收的水谷精微，便是气的重要来源。肺主管一身之气，在其宣散和肃降作用下，使脾得到真气的濡养，脾才能发挥运化作用。临床上常用的一种补脾益胃的方法来治疗肺病，叫做"培土生金"，就是从脾与肺关系的理论体会出来的。

以脾与肾来说：肾主藏精，为"先天之本"；脾主运化，为"后天之本"。肾精充足，要靠脾的运化水谷精微不断补充；而脾的健运，又须赖肾阳温煦和推动；先天与后天是相辅相成的。慢性肾炎，肾功能低下而又尿多浮肿的，中医常用健脾温肾的疗法，取得良好效果，这就是脾肾相关的论据。

总之，脾对四脏的生理功能活动，具有重要的影响，因此中医有"脾居中央，灌溉四旁"及"脾旺于四季"的说法，这种比喻主要是指，人体生命活动无时无刻都需要脾胃消化吸收并运化水谷精微，以养四脏。

2. 脾胃对人体发病的关系

中医习惯用词中，讲脾有时也将胃包括在内，讲胃有时也将脾包括在内，因此往往是脾胃并称。但临床上对具体病症的处理，脾与胃是有一定区别的。

脾宜升则健。如果健运失常，就会发生胸脘痞满、食欲不振、大便溏泄、身重、浮肿及脾不统血的出血等症。

胃宜降则和。如果胃气上逆，就会发生呃逆、呕吐、脘腹胀满、大便不通等症。

脾和胃虽然会各自发病，但脾与胃互为表里，一方发病，往往会影响另一方。如脾不运化，胃的受纳自然减少；反之，胃不受纳，脾的运化也会受影响。

还须指出，脾胃是人体气血生化之源，又是人体内部产生致病因子的一个场所。例如痰和湿（这里指内湿）。痰的生成，是由饮食物经过消化所变成的津液（津液指体内正常水液的总称），失去正常的代谢，停滞而成的。这种停滞的主要原因，是脾不能运化，使津液代谢受到障碍，凝滞为痰，所以有"脾为生痰之源"的说法。湿也是因脾不能运化水湿，使水液代谢受到障碍，潴留而引起的一种水肿病，所以有"诸湿肿满，皆属于脾"的说法。这说明水湿痰饮为病，虽然与其他脏腑（如肺、肾）有关，但关键还在于脾。从病理学的角度来看，痰湿是病理过程的产物；从病因学的观点来看，痰湿又是一种致病因素。痰湿为患，可以产生呕、咳、满、痛、肿、喘、悸、眩等八种证候。从痰湿的产生以及对人体的危害之大，便可以看出脾胃在人体发病中的意义，这可以说是中医学中特有认识的一部分。

痰和湿的名称，在某些地方是混称的，有时在临床具体情况下，则又有区别。如淋、浊、白带诸病，一般习惯从湿而论，而不说痰。

再从脾胃为人体气血生化之源来说，脾胃虚弱，则饮食物精华不能很好地被吸收运化，以供机体利用，就会发生气虚、血虚等现象。气虚血亏的结果，必然会影响到其他脏腑的功能，临床上常可看到因脾胃虚弱而导致的常见病证，有：

水肿、哮喘（脾不制水）；

虚劳、虚嗽（脾虚肺弱）；

失眠、心悸（血不养心）；

崩漏、月经过多、紫斑（脾不统血）；

带下、淋浊、泄泻、湿痹、黄疸（脾不化湿）；

子宫下垂、脱肛（中气下陷）；

诊余漫话

少乳、闭经（脾不生血）；

痿证（脾不主四肢）。

以上仅举出几种病证，就可以看出，脾胃不健，影响面是很广的，不但内伤杂病多见，外感病也有关系。如由于脾胃虚弱，兼受外感，便成表里同病，如《伤寒论》里的"小青龙汤证"，就是外感风寒、内停水饮（指痰饮），故解表之外，还须化饮。此例尚多，这里就不一一举例了。

正因为脾胃是产生元气的重要来源，元气（又名真气）是人体生命活动的原动力，又是维持生命活动的最基本物质，所以脏腑内伤虚证的形成原因，主要是元气不足，而元气不足，主要又是脾胃虚弱的结果。可见脾胃虚弱，气血不足，必致百病丛生，这种见解是有一定道理的。

3. 调理脾胃原则在临床上的重要性

脾胃既然在人体生命活动中占有重要的地位，它和疾病的发生，又有着密切的关系，因此中医在诊疗之中，是很重视脾胃的。对于会损害脾胃功能的药物，都要谨慎使用，处处维护脾胃的功能。这一点在临床上，是有实用价值的。下面谈谈调理脾胃的原则。

（1）调理脾胃本脏的原则

古代医家在长期实践中得出调理脾胃的结论：脾宜升则健，胃宜降则和，太阴（脾）湿土，得阳（指温热的药物）始运，阳明（胃）燥土，得阴（指凉润的药物）始安。这是指调理脾胃的原则，归纳起来，不外健脾与和胃两大法。

脾的特性，恶湿喜燥，恶凉喜温，恶泄喜运，因此健脾就必须用温补脾阳、燥湿行气的方法，常用药物有党参、白术、茯苓、甘草、木香、陈皮、扁豆、大枣等，代表方剂有五味异功散、六君子汤、参苓白术散等。

胃的特性，恶燥喜润，恶热喜凉，恶积喜降，故和胃常用消导润燥的方法。常用药物有山楂、麦芽、谷芽、神曲、枳壳、莱菔子、芦根、天花粉、石膏、麦冬、粳米等，代表方剂有保和丸、玉女煎、益胃汤等。

但脾胃二者发病，常互相影响，临床上多脾胃二者症状同时出现。如果胃热脾寒，升降失调，呕逆和腹泻并作等，这时就要脾胃两相兼顾，代表方剂如黄连汤、半夏泻心汤等，都是采取寒热并用之法。

总之，脾喜温运，胃喜和降，抓住这个原则，就不会迷失方向。这些治疗原则与方法，在慢性胃炎、胃溃疡、幽门梗阻、胃扩张、胃下垂、胃神经官能症、胃肠功能紊乱等病症中，都可灵活掌握应用，或者作为主要的治疗方法或者作为辅助的治疗方法。

（2）脾胃与其他脏腑病理关系的调理原则

脾胃有病，上可波及心肺，下可累及肝肾，因此在临床上常可见到由于脾胃有病，累及其他脏腑的情况。

如脾胃虚弱，不能滋养肺脏，症见久咳气短，或咯血，痰白而多，食欲不振，便溏，形色憔悴，四肢倦怠无力，舌淡苔白，脉细弱。治宜补脾益肺，用四君子汤加麦冬、五味子、怀山药、扁豆等，收效甚佳。这种"培土生金"疗法，对于肺结核、慢性支气管炎、肺气肿等病，都可酌情应用。

107

如脾胃气虚，营血生化不足，导致心血亏虚，症见食少倦怠，面色萎黄，少气乏力，惊悸，少寐，健忘，或妇女月经不调，舌质淡，脉细数无力。治宜补脾养血，辅以安神。方取归脾汤之类，多能满意。这种治疗方法，对贫血、神经衰弱、某些器质性心脏病，都可酌情选用。

如脾胃虚弱，又兼肝气郁结，疏泄功能失调，乘虚损伤脾胃。如肝脾不调者，症见脘腹胀痛，两胁满闷，善太息，肠鸣泄泻，食少头晕，舌苔淡黄，脉虚弦。治宜疏肝健脾，方取逍遥散或痛泻要方之类；如肝胃不和者，症见胸胁胀满，胃脘作痛，嗳气吞酸，呕恶，苔薄黄，脉弦。治宜疏肝和胃，方取柴平煎或左金丸之类。这种疗法，在慢性胃炎、胃肠神经官能症、慢性胆囊炎、慢性肝炎、慢性肠炎中酌情使用，多可取效。

如脾气虚弱，不能运化水湿，形成肾水泛滥，症见下肢、面目浮肿，腰痛肢软，小便清利，大便溏薄，腹胀满，舌苔白腻，脉细微或沉迟。治宜温阳健脾，化湿行水，方取实脾饮，脾肾同治，功效颇彰。这种疗法，常用于慢性肾炎，心脏病水肿，属于脾肾两虚者，疗效甚为满意。

以上举例，都是两脏同病的情况，而都以脾胃为矛盾的主要方面，故取调理脾胃为主，兼治他脏；如果脾胃与其他各脏相关的病症，单纯治疗各脏，效果往往不如从调理脾胃着手的好，可见调理脾胃在诊疗中的重要性。所谓主要矛盾解决，次要矛盾也就迎刃而解了。

还须指出，调理脾胃方法，是从脾胃学说的角度提出的，不可否认，在实践中确有一定的作用，但并非上述一切类型的疾病均须应用。中医治病，贵在辨证论治，当用不当用，还要根据具体情况，灵活掌握，切不可拘泥。

最后举治验两例，有急性病，有慢性病，并且都是顽固难治的，又都以调理脾胃为主要方法，收到良好效果。说明调理脾胃，是有临床实用价值的。（为了便于参阅，病例另附于后）

【小结】中医学的脾胃学说，相当于现代医学的消化系统；但消化系统包括了整个消化道以及肝、胆、胰等脏器，而没有包括脾脏，这是中西两种医学较为显著的差别。但是胰的作用，中医学里又说得很简略，这都是值是探讨的问题。

其次，脾胃功能，不仅有纳谷、消化、吸收等机能，还有益气生血、统血、化痰、化湿、主肌肉、主四肢等作用，实已超出现代医学的消化系统范围，并且还包括了部分代谢系统功能以及和生血有关的血液系统功能。究竟是什么道理，也须加以研究的。

　　在发病方面，除了表现消化异常，如食欲不振、呕吐、腹泻等症状以外，还有贫血、水肿、腹水、痰湿、黄疸、痿证、崩漏、紫斑、白带等疾患；尤其痰湿引起的病变，更为突出。这也与现代医学极不吻合。我们应从"脾主运化"四字去领会，才可理解它的精神。

　　但是中医的脾胃学说，目前还不能用现有的科学知识，完美地加以解释。实践证明，脾胃学说的理论，用之于临床，确有其实用价值。正因为这样，特将中医对脾胃学说的认识及其临床上的应用加以综述，并提出不成熟的见解，供同志们参考，以期更好地发扬中医学遗产，为创造我国新医学新药学打好基础。唯限于水平，体会不多，错误之处，欢迎批评指正。

【附录】治验两例

例1. 幼儿20天高热不退

　　戚某，男，5岁，随父母住在某县。

　　1973年5月23日初诊：其母代诉：17天前（即5月6日）因吃春饼过多，于次晨胃脘胀痛，呕吐食物，味酸，立即送当地医院门诊，体温38.8℃，扁桃体肿大，曾用土霉素、庆大霉素及中药银翘散加减，诊治3日，体温反见增高，遂来福州医治。自5月11日起，历时13天，在福州换过3处医院门诊，门诊记录除高热外，伴随头晕、微咳、胃纳差、恶心欲呕、便秘尿赤等症状，其他检查，未发现异常，亦曾用过青霉素、链霉素、土霉素、四环素、合霉素及中药甘露消毒丹、连翘败毒散、加味消毒饮等方化裁，并加消导之品，前述症状，亦有改善。但高热持续17天并未消退，白天达38℃以上，夜晚高达40℃，其间只有5月16日及5月20日，两次体温降至正常，但未几即升高。故今日转来我院中医门诊治疗。

细审病孩精神尚佳，唯面色苍白，四肢不温，咽无充血，扁桃体肿大Ⅰ度，饮食二便尚可，舌质正常，苔薄白，根部剥光，脉数无力。血液化验：白细胞8.3×10^9/L，中性杆状核粒细胞0.01，中性分叶核粒细胞0.58，嗜酸性粒细胞0.01，淋巴细胞0.40。体温37.8℃（每天早晨体温不高，10点以后即逐渐升高，到夜间高达40℃以上）。

脉症合参，有表而无里，有寒而无热，有虚而无实，系属表寒内伏，卫气不宣，缠绵日久，正气涉虚，拟用王海藏神术汤合四君子汤加味。

处方：苏叶4.5g，防风4.5g，苍术3g，甘草3g，党参9g，白术4.5g，茯苓9g，谷芽15g，怀山药15g。1剂。

5月24日复诊：昨晚体温仍达40.2℃，服药后见微汗，晨起体温37.2℃。这是18天以来，早晨体温最低的1天。药既中肯，遂嘱再照原方连投3剂。

5月26日三诊：近三个夜晚体温最高只有37.5℃，仍按原方再服2剂。

5月28日四诊：两日以来，昼夜体温均属正常。饮食亦佳，二便亦通顺，遂嘱再服原方1剂，即可停药。

1周后复查，体温连日正常，舌根剥苔已生长，食量增加，面色转红润，已恢复健康。

【按语】本症初由食积而起，而最后则以健脾祛寒治愈，其理安在？须知高热不退，系由卫气不宣所致，他处门诊已有咳嗽之记载，可见病机早已潜伏，因医者只着重于退热，而忽视于祛寒，用药又多取寒凉之品，致使卫气郁而不伸；倘使早予宣透之法，似不致缠绵至十余日之久；幸患者系童稚之年，生机尚旺，虽经郁遏，犹能外抗，故夜晚药力退后，热度反高。至于食积之患，人所共知，消导之药，已连服十余日，业已根除，今所余者，只有寒邪内郁，正气涉虚，故有面色苍白、四肢不温、舌根剥苔、脉无力等虚寒现象。是以取苏叶、防风、苍术宣肺解表，而苍术尤能搜久郁之寒邪，使之外出。又以四君子汤加怀山药、谷芽，和中养胃，以扶正气，达到扶正祛邪的目的（本病例主要采取健脾和胃为主的治疗方法）。一投之后，已中病机，故坚持不懈，连服原方6剂，余热悉平。可见中医治病，贵在辨证，临证必须详审，切不可拘泥于小儿科纯阳偏热之说。

例2. 中消两年

有陈姓患者，女，32岁。多食善饥，体渐消瘦，已2年之久，询其尚有何苦？答曰：带下甚多，质清稀，身感疲乏，头晕口苦，夜寐欠佳。诊其脉细无力，视其舌质淡，苔白且厚腻。从主证来看，应属中消。中消之病，若由阴虚火旺引起的，则舌必红而少苔或剥苔，脉必细且数。今患者并无阴虚火旺之证，联系到白带甚多，质清，知系中气亏虚。因中气亏虚，清阳下陷，故带下甚多。因带下耗伤阴精，致使肝肾亏损，扰及心神，而有头晕口苦，夜寐欠佳。日久阴损及阳，故脉细无力，舌质淡白。由于中气亏虚，运化失职，湿浊不化，故苔白且厚腻。在带下淋漓，大量耗伤阴液的情况下虽多进食，亦不足以补充其耗损。因而表现为多食善饥，体渐消瘦。治当健脾益肾，佐以芳香化湿。方取：陈皮、煮半夏、白茯苓、藿香梗、白术、党参、枸杞子、菟丝子、补骨脂、桑椹子、五味子、炙甘草等。7月10日初诊，服药2剂，病情无所变化，舌苔仍白腻，因思脾湿不化，中气亦不健运，遂于7月15日再诊时，照原方加麦芽、谷芽、神曲，以增强消食化湿之力，给药4剂。服后苔腻渐退，带下减少，多食善饥亦见改善，此乃湿浊始化，中气渐复，肾精得固的表现。三诊以后，遂乘势追击。其中逢月经来潮，伴有胁痛，乃酌加制香附、佩兰，遇有大便2日1行时，酌加肉苁蓉等。计初诊以来，皆以上述方剂为主，先后共诊5次，服药重8剂，诸恙皆除。本例病案，值得研究的是为何越是多食善饥，反而给予消食健脾之药呢？此中奥妙，悉从脾湿不运，清气下陷中悟出。

试论麦芽与元气、胃气之间的关系

元气，又称精气，由先天父母精血所化生，出于下焦命门，借三焦为通路，敷布全身，温煦机体，推动人体气化。中医历来重视元气的作用，视之为生命的根本，气化的原动力。然而随着人体生长、发育、生殖等需要，以及在抗御病邪时，不断地消耗元气。但由于人体先后天之间可互滋互补，先天温养后天，后天滋补先天，只要脾胃健旺，纳谷化食，使水谷精气源源不断地补充先天精气，便可在一定程度上维持元气的健旺，虽然这种作用有一定限度，但意义十分重大，因为在生命形成过程中，唯赖"十月怀胎"能禀受到父母精血，出生以后的漫长岁月，仅靠水谷滋养以化生一切，其中包括人体生命的物质基础——元气在内，因此胃气与元气便有机地联系起来。对于这一论点有卓越贡献的当推金元时期的李东垣，他强调元气内伤为百病之源，而脾胃是决定元气盛衰的关键，在他的学术思想影响下，后世医家对"胃气"孜孜不倦地研究，且代有发明。如李氏门生王海藏，把握元气内虚发病观，治病多从温阳入手；明代薛立斋私淑东垣，又重视肾中水火，先后天并养；明代虞抟在补中益气基础上加陈皮、半夏，适用于脾虚痰湿盛者；清代叶天士在李氏学术思想的启发下，独创甘寒生津养胃法。历代医家都从不同角度维护"胃气"，千百年来，一直有效地指导着临床实践。

然而，学术领域里的探索总是不断地前进，赵老从医执教50余年，法宗补土而不泥于温补，活法在心，善用麦芽、谷芽，强调后天运化作用，对脾胃运化赋予新的见解，自拟

"健运麦谷芽汤"，以麦、谷芽为君，怀山药、鸡内金为臣，佐以党参、甘草。此方的关键是重用麦、谷芽，意在曲运神机，健壮脾胃，药轻力宏，有振奋五脏功能，验之临床，每获良效。何以极为平淡的麦、谷芽会发挥如此神效？

考历代药书，麦、谷芽甘平无毒，归脾胃二经，禀冲和敦厚之土气，多将其列入消导药类，常用于儿科。然亦有不尽然者，如《本草经疏》云："麦蘖……其发生之气，又能助胃气上升，行阳道而资健运，故主开胃补脾……"《本草求原》云："凡麦、谷、大豆浸之发芽，皆得生升之气，达肝以制化脾土……"吴鞠通《医医病书》亦云："以黍稷生于刚土而性刚，长于补脾；稻生于湿土而性柔，长于补胃。"可见麦、谷芽不是纯消导药。赵老深悟前贤寥寥数语，潜心临床实践，发现麦、谷芽具有一般植物"芽"的生物特征，大有赞化中土、开发脾胃、蕴发活泼生机之功，更有甘平而不燥，消化中有生气，平淡之中而建奇功。究其所因，笔者参阅现代有关药书记载，麦芽含有淀粉酶、转化糖酶、蛋白分解酶、B族维生素、脂肪、磷脂、糊精以及微量元素锌等物质。有的药书上还记载：大麦芽的根须提取出多酶活性物质，如磷酸二酯酶、磷酸单酯酶，以及少量生物碱等物质，可促进人体新陈代谢。所以单从酶的角度便可将麦芽与元气功能有机地联系起来。麦、谷芽中含有丰富的微量元素锌，参与了人体多种酶的合成。有资料表明，大约80多种酶，诸如碳酸酐酶、DNA聚合酶、胸腺嘧啶核苷激酶、碱性磷酸酶、胰腺羧基肽酶、乳酸脱氢酶等，都必须有锌参与，始能发挥生理效应。锌还参与激素的合成，促进人体新陈代谢。锌又能增强组织的修复和再生，提高免疫能力，加强吞噬细胞的功能，旺盛能量代谢。有趣的是锌能积极地影响味蕾功能，增进食欲，促进消化，这足以证明赵老不将麦、谷芽视为单纯的克伐消积药，而将之与健运脾胃有机地联系起来，是有一定的客观根据。再进一步分析，麦、谷芽能促进新陈代谢，激活脏腑功能，蕴藏着较强的活力，这又是与元气及其赖脾胃运化滋生的理论不谋而合。赵老十分强调脾胃运化是因为它能给元气以活力，重用麦、谷芽正是问题的关键所在。这种独具慧眼，另辟蹊径观点，为研究脾胃学说增添一份新意。试举一例，以资说明：患者吴某，男性，47岁，农民。以反复恶寒发热2个月，日渐加剧，伴黄染，浮肿3天为主诉。于1990年收住某医院，经检查，诊断为金黄色葡萄球菌感染败血症，伴多脏器功能损害。入院后先后给予氨苄西林、先锋霉素、红霉素、头孢曲松、利福平、甲硝唑、诺氟沙星等抗菌治疗，并结合输血、白蛋白、干血浆、必需氨基酸等支持疗法，高热稍退又复升。曾配合中药清热解毒之剂，如五味消毒饮加减，仍无明显退热。如此月余，患者神疲气弱，纳食减少，人体消瘦，舌红干，苔白厚腻，脉濡数，已发病危通知。至此，乃延请赵老会诊。赵老权衡轻重，认为邪热不退，非药石不当，乃正气不支，当务之急，唯有活跃生理机能，助药力抗邪，始克有济，所谓有胃气则生，无胃气则死，建议在原有中、西药基础上，增用"健运麦谷芽汤"（党参、麦谷芽、鸡内金、怀山药），关键在于重用麦谷芽，各用60g，连服数剂，机枢始活，初则腻苔退，食欲增，知饥能食；继而高烧渐退，黄染退，腹水消，体温、肝功、肾功皆恢复正常，查血、尿中无细菌生长，遂予出院。此例在一定程度上说明麦、谷芽有激活胃气、元气的活力，助药力以抗邪的作用，此中奥妙引人深思。

对《内经·阴阳应象大论》中一段文字的见解

《内经·阴阳应象大论》里有一段文字写着："天不足西北，故西北方阴也，而人右耳目不如左明也；地不满东南，故东南方阳也，而人左手足不如右强也。"这段经文，很多注家只把天、地当作实际的天、地；并把东、南、西、北当作我国版图地理位置的东南地低、气候炎热为阳，西北高原、气候寒冷为阴。如果照这样解释，怎么与人体的耳、目、手、足联系得上呢？我对这段文字反复推敲，体会到古人写文章有一种习惯，不愿把一个名词在同一篇文章里重复地写，以免令人生厌，总喜欢另找一个名词来代替，使人感到新鲜。这种习惯，在古代文章里，是屡见不鲜的。

这段文章的天、地、东、南、西、北究竟是指什么呢？我的体会是：天为阳，地为阴，这里就是以天、地来代替阴、阳。按古人的习惯，对东、南、西、北的定位，是上为南，下为北，左为东，右为西，这里就以东南代替左，西北代替右，实际上又是以左代替阳，以右代替阴。因为在《内经·阴阳应象大论》这篇文章里，已有"天为阳，地为阴，左右者，阴阳之道路也"的句子。正因为这篇文章主要是论述阴阳，所以反复地变换，避免阴阳两字过于重复。这是我体会的第二点。

基于以上的理由，应该体会到，医学是讲具体实质的东西，光讲阴阳空名词，有何用处？这段文章里的阴阳，应该是指气、血而言。根据中医的理论，气为阳、血为阴，阳气上行盛于左，故人的耳、目，左明于右；血气下行盛于右，故人的手、足，右强于左。这种现象，平时不会有感觉，要在某种病理情况下，才反映出来，所以才有"左右者，阴阳之道路也"的说法。这样联系起来，就不会感到这段文章里的天、地、东、南、西、北不好解释了。这是我体会的第三点。

至于气血为什么有左右、上下、盛虚之分，此中奥妙，尚难尽解，限于水平，不敢妄议，存此以等待高明解读。

漫谈医易同源

《说文解字》中说："易字是日月为易，象阴阳也。"日为阳，月为阴，古人借助太阳月亮的运动变化用取类比象的思维方式，研究自然界以及人体的各种变化规律。易还有变异的意思，所以易字的涵义，就是阴阳运动变化的意思。古时的人在漫长生活的实践中，天天看到太阳出来，天就亮了；月亮出来，天就黑了，如此日月推移，而周围环境，也随着发生变化，以人们接触到的事物来说，气候有寒来暑往，春暖秋凉之异；草木有苗长枯荣，开花结实之变。周而复始，且有一定的规律。于是体会到自然界的变化是与日月运行紧密相联的。古人就把日月合成易字，以标志阴阳的变化。世传伏羲画八卦，文王演周易，都是用阴（－－）、阳（一）符号来作为印证并作为阐述一切事物变化的说理工具。它的实质精神，就是要说明一切事物都不是静止的，而是时时刻刻在变化，并且事物之间都不是孤立的，而是相互联系的。

我们知道《周易》成书较早，约在西周时期，《内经》的成书，是在战国时代，那时期阴阳学说已被广泛引用于各学科领域，如天文学等。而《内经》引用阴阳学说这一变化思想，认为是符合人体的生长、发育、疾病、衰老等变化规律的。它的主要观点，认为人类与其他动植物同生活在一个地球上，也必然随着大自然的变化而变化，是不可能独异的。故称"天人相应"。同时也观察到人体的一切变化也同大自然变化规律是一致的，故称"人身是一个小天地"。从这个基础上不断体验和实践，总结出一套中医特有的理论基础，几千年来还没有别的理论能代替阴阳五行学说，因为它的内涵具有朴素的唯物辩证思维，所以说阴阳五行学说是朴素的唯物论，自发的辩证法，由于中医学一开始就有了这种合乎科学的理论，故能经得起考验。易理（指阴阳五行学说）在中医学里如此重要，所以历代医家都强调要学通"易经"。唐代大医学家孙思邈说："不知易，不足以言太医。"明代大医学家张景岳在《类经附翼·医易义》中指出："易者，易也，具阴阳动静之妙；医者，意也，合阴阳消长之机，虽阴阳已备了《内经》，而变化莫大乎《周易》，故曰：天人一理者，一此阴阳也；医易同源者，同此变化也。岂非医易相通，理无二致，可以医而不知易乎。"上面一段话已明确指出，自然界的变化，可用阴阳（其中包括五行，下同）的道理来解释；人身的变化，也同样适用于阴阳理论来分析，所以称为天人一理，医易同源。但是学医何以必须知易？因为易的理论，在于变化，人身也是在变化，如果易理不明，医理亦难深究，把一个人看成是静止不动的（指没有变化），采取机械式的治疗，能应付千变万化的病机吗？所以说：学医不学易，必谓医学无难。中医学的特点，就是把人看成一个整体，同时人与周围环境也是一个整体，即所谓"整体观"。如酷暑炎热，人就出汗，严冬天气，人不出汗，出汗与不出汗都是人体自身调节以适应外界气候寒暑变化的反应，这可以体会到天人相应，理无二致。气候变化有其规律性，人体变化也有其规律性，同在一个地球上的变化，规律是一样的，岂非医易同源？

117

《易经》讲变化，所用的词类如阴阳八卦等，似乎很神秘，其实所谓"无极生太极，太极生两仪（阴阳），两仪生四象，四象生八卦……"等术语，主要是说明一切事物地变化，都是从无到有，从少到多，从简单到复杂，并且都是不断地变化，并非静止孤立的。这种论点，在今天来看，仍然符合客观规律。中医学里引用阴阳学说来论述人身变化的规律，有此科学的理论基础，才能稳立医坛，愈久弥彰。今天国际上出现"中医热"，它并不是偶然的。

医易同源的理论，对中医学的发展起着极为重要的作用，成为中医学的一大特色。时至今日，我们不能满足于现状，应该更加深入地去探索人身的奥妙，不断充实、提高、发扬中医理论，更好地造福于人类，这才是我们的光荣任务。

阴阳五行学说的精神实质

阴阳五行学说，原是我国古代的一种哲学思想。它被引用到医学里，也是作为说理的工具。现代的哲学家认为，阴阳五行学说，是古代朴素的唯物论和自发的辩证法，说起理来，颇能符合客观实际，所以用在医学里，有其实用价值。

阴阳之所以能称为朴素的唯物论，主要是把物质列在第一性，精神列为第二性，有物质才有精神，这才是唯物论的观点。故阴阳学说把阴字列为第一，阳字列为第二。阴代表物质，阳代表功能。认为一切事物，都具有阴和阳两个方面，有阴阳才有变化发展。故《内经》说"一阴一阳之谓道"，道即指规律，事物发展的规律，都是从无到有，从少到多，从简单到复杂。所以，阴阳学说中所讲的无极生太极，两仪生四象，阴中有阳，阳中有阴等，指的就是这个发展变化规律，这都是阴阳学说的基本精神。

五行学说之所以称为自发的辩证法，它说的是地球绕日一周，分为一年春、夏、秋、冬四季，在这四季中，地球上的一切生物，均随之变化。这种变化，都不是孤立的，而是互相联系的；当然，这种变化，是有过程的。有春之温，才有夏之热；有秋之凉，才有冬之寒。《内经》里说："天有四时五行，以生、长、化、收、藏，以生寒、暑、燥、湿、风。"这就是指"五方生五气，五气生五行"的关系，五方是东、南、中、西、北，五气是春、夏、长夏、秋、冬（实即风、暑、湿、燥、寒）。为了说理方便，以木、火、土、金、水五字为代名词，以东方、春季等为木；南方、夏季等为火；西方、秋季等为金；北方、冬季等为水；大地为中土、为长夏。它的主要精神实质，是承认地球上一切生物的变化不是孤立的，是与四时气候变化有关。这就是自发辩证法的精神。

由于汉代以后，如董仲舒之流，把阴阳五行学说，加以篡改，成为看风水、讲迷信的工具，尤其把五行相生、相克，变为机械循环论，用来推算社会王朝的兴败。这些荒诞不羁的思想行为都应加以批判。

中医学之所以引用阴阳五行学说作为说理工具，是因为承认人是自然界生物之一，人自幼至老，每时每刻，人体内部都在发展变化，还承认男、女、老、幼是有差别的，这些都与阴阳五行学说本来精神是一致的。因此用阴阳五行学说作为说理工具，来阐明人体一切脏腑器官本身的变化及作用特点，脏腑之间互相依存互相制约的关系，以及人体与周围环境变化的关系，都是符合客观规律的。中医学的主要精神，即在于此，其所以能流传至今，就是它有唯物辩证观点为指导，符合客观实际规律之故。当然，我们不能满足现状，应当努力发掘，加以提高，使之发扬光大。

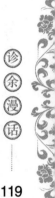

三焦之我见

中医学里有一个名为"三焦"的脏腑最使人费解，因为在现代医学里，找不出这个器官，中医学里又说得有声有色。究竟应该如何解释呢？

我们知道，三焦问题，从《内经》《难经》开始，说的就不一致。历代医家也都在探讨，主要是《难经》里说，三焦是有名而无形，引起争论最大，可是主张有形的，也没作出定论，并且三焦这个器官，功用很特殊，至今仍说不清其所以然，所以至今仍然争论不休。

从中医学角度来分析，人体内的脏腑，古人是经过解剖观察的，虽然受到当时的条件限制，不至于把一个显而易见的脏器漏掉，也不可能多出一个脏器，并且中医学说到脏腑，都是有阴、有阳、有物质、有功能的，绝不可能空无一物，而存在有功能作用的，这点应该肯定。

三焦究竟是什么？大多数医家主张三焦是有形的，说它是指脂膜或空腔，或淋巴，或网油，或肌肤之内、脏腑之外的一个大囊等，言人人殊，莫衷一是。我认为应当肯定它是一个包裹五脏、六腑的大空腔。而这个大空腔里的所有脏器共同合作，产生一种功能，就是三焦的特有功能，也可以说是三焦总的功能。这个大空腔里，又把它分为上、中、下三部分，标出每部分内的脏器共同合作，产生三部不同的功能，就是上焦、中焦、下焦分区的局部功能了。

这样解释，是否臆说？我认为是有根据的。

中医学里的脏腑名称，往往都具有两种涵义，一是直指实质器官而言，一是指功能单位而言。而功能单位，又往往是超出某一个脏腑的作用，多半都是包括了两个或两个以上的脏腑共同合作的功能，如脾的功能就是如此。

对三焦而言，所指实质，应该说它是一个囊状的大空腔，中医对脏与腑，是有定义的。《内经》里说："所谓五脏者，藏精气而不泻也，故满而不能实；六腑者，传化物而不藏，故实而不能满也。"根据这个定义，凡属腑一类的器官，都像仓库一样，货物有进有出，经常出入，故实而不能满。如胃、大小肠、膀胱等，都是有进有出的，它的构造，都是中空的，故谓之腑。三焦既然是六腑之一，肯定它是一个包裹诸脏器的器官，是符合腑的含义的。不然《内经》里为什么说，三焦有"密理厚皮，粗理薄皮"的厚薄之分呢？理即腠理，即今所谓肌肉，更可证明三焦是一种肌肉组织的东西。"焦"字应该通"瞧"字，如同"藏府"是通"脏腑"，古书里常可看到。

以三焦功能来说，三焦主气化（包括水液代谢），这种功能，是需要所有脏腑共同合作，才能完成的。所以《中藏经》说："三焦是总领五脏六腑、营卫、经络、内外、左右、上下之气，有周流全体、和内调外的作用。"这不是很好的说明吗？三焦又分为上、中、下三个部分，是指出这三部分内的脏腑合作，又分别产生不同的功能。如心、肺与呼吸、循环有关，故说"上焦如雾"；脾和胃与消化有关，故说"中焦如沤"；肾及膀胱、大小肠与排泄有关，故说"下焦如渎"。这就明白指出，三焦的功能，有总体和局部两种区别。

三焦的体积特别大，没有一个脏腑可以与之匹配，故三焦称为"孤府"。至于《难经》里为什么说"三焦有名而无形"呢？因为三焦与其他脏腑不同的地方在于三焦本身没有功能，它的功能是由所包裹的脏腑合作产生，归它名下的。如三焦主气化，不是某一个脏腑能单独完成的，这就是说有主气化之名，而无从指出能单独完成这项功能是哪一个脏腑的作用。所以《难经》说："主持诸气，有名而无形。"我想这样解释，是比较合理的。

为了学术研究，敢以不成熟的见解，作为抛砖引玉，望能就正于方家！

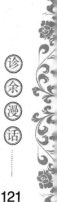

营卫循行值得研究

中医学里有一个值得研究的生理上的问题，即营卫的循行。营和卫并不是血液，在概念上是有区别的。它们循行途径，营是在经脉中循行，卫是在经脉之外，并且还有时间性。这确是人体中至今未解之谜。

《内经》记载："人经脉上下、左右、前后二十八脉，周身十六丈二尺，以应二十八宿，漏水下百刻，以分昼夜。故人一呼，脉再动，气行三寸；一吸，脉亦再动，气行三寸，呼息定息，气行六寸……二百七十息，气行十六丈二尺。气行交通于中，一周于身……二千七百息，气行十周于身……一万三千五百息，气行五十营于身。水下百刻，日行二十八宿，漏水皆尽，脉终矣。所谓交通者，并行一数也。故五十营备，得尽天地之寿矣。凡行八百一十丈也。"这是营气循行的说法。

至于卫气的运行，《内经》的记载如下：

1. "平旦阴尽，阳气出于目，目张则气上行于头，循项，下足太阳……其散者，别行于目锐眦，下手太阳，其散者，别于目锐眦，下足少阳……以是循手少阳之分侧，下至小指之间，别者以上至耳前，合于颔脉，注足阳明……其散者，从耳下下手阳明……入足心，出内踝，下行阴分，复合于目，故为一周。阳尽于阴，阴受气矣。其始入于阴，常从少阴注于肾，肾注于心，心注于肺，肺注于肝，肝注于脾，脾复注于肾为一周。"

2. "卫气者，出于捍气慓疾，而先行于四末、分肉、皮肤之间而不休者，昼日行于阳，夜行于阴，常从足少阴之分间，行于五脏、六腑。"

3. "卫气之在身也，常然并脉，循分肉，行有逆顺，阴阳相随，乃得天和。"

以上是卫气有三种运行的说法。

再来研究营气循行的问题：

营气行于二十八脉之中，这二十八条经脉包括手足十二经脉，两侧合计为二十四脉，再加督脉一、任脉一、跻脉二，共为二十八脉。它的长度，手之三阳经，两侧共三丈。手之三阴经，两侧共二丈一尺。足之三阳经，两侧共四丈八尺，足之三阴经，两侧共三丈九尺。跻脉两侧共一丈五尺。督脉、任脉共九尺。合计十六丈二尺。

营气循行的速度，按《内经》里说，一昼夜共五十周，计八百一十丈。营气在脉里面循行，肉眼看不到，所以它的计算方法，是用人的呼吸及脉搏跳动来测量的。一昼夜人体共呼吸（一息）一万三千五百次，按每分钟计，应为9.37息，一息包括一呼一吸，即是说每分钟呼吸18.75次，以脉搏跳动来计算，一呼吸跳四次，呼吸十八次，约等于七十二次，这些数字，很符合人体生理的常规。营气在经脉里的速度，是一昼夜一万三千五百息，乘六寸，便会知晓，营气以这样的速度运行一昼夜，所走的经脉长度，也符合八百一十丈的长度。

卫气为慓悍之气，不入于经脉之中，运行于经脉之外，昼行于阳，夜行于阴。它的运行途径是，当平旦阴尽阳受气之时，卫气从足少阴肾经上行，出于足太阳经的两目睛明穴，循足太阳经下行。同时又从目外眦散行于手太阳经及足少阳经，从耳前散行于手少阳经，又从耳前合于颌脉，散行于足阳明经，从耳下散行于手阳明经。其至于足部的入足心，出内踝，沿足少阴肾经之别支——跻脉，复合于目。这是卫气运行于阳分一周之次序。白昼共运行二十五周，它不入阴分，故白昼都是弥漫散行于阳经。至阳尽阴受气之时，则从阳经入足心，出内踝，行于足少阴肾经，注入肾，由肾至心、肺、肝、脾，复注于肾，为夜行于阴一周之数，如此运行二十五周。卫气夜行于阴，也不入阳经，至阴尽阳受气时，则复从足少阴肾经上行，复合于目，然后行至阳分。这是卫气昼行于阳二十五周，夜行于阴二十五周的情况。

卫气另有一部分，是从上焦向外敷布于皮毛腠理等处，以司卫外功能。这部分卫气不循轨道运行，也无时间的限制。

卫气还有一部分是与营气偕行的，它运行的速度与途径，与营气相同。营行脉中，卫行脉外。阴阳相随，一日一夜，也是行于身五十周的。

卫气运行的速度，除了用营气相随及日行于阳、夜行于阴还可以推测外，其他弥漫散行于皮肤、腠理者，可快可慢，不限时间。

营卫二气，虽各走其道，有分有合，或相偕而行，或分道而行，但在每日平旦之时，营气则从手太阴经归于肺，而卫气此时亦由阴出阳，循足少阴肾经，上行入肺，而出于目。营卫二气，每天平旦都在肺部相会合。这就是《内经》所说的"五十而大会"之意。

值得我们研究的是，营卫的运行与经络学说，有着不可分割的关系，研究经络者，应该注重研究营卫，因为营卫二气，在中医学里是一项重要内容，它在生理和病理上，都有一定作用。如果真能掌握了营卫在体内的规律，则在医疗上对许多在人体未知的问题，可能会得到一点解决。比如人当进热饮食时，饮食刚入胃，而汗已先出于面部，这就是卫气从上焦向外敷布的证明。近年来已有人在临床上做过多人次的试验，在十二经络干线上，分别任取一个穴，用经络测定仪测量，发现在一定时间内，都有一条经络导电量最强，随着时间的推移轮转，导电量最强的经络，也顺序变换。换言之，即到了某个时辰，某经一定旺盛，任何人都是这样的。这说明经络旺盛与低潮时的变化规律，是符合时辰与营气循行规律的。对此现象，值得进一步研究。

此外，在当时的条件下，古人如何测定营卫的运行，又怎么发现经络的学说，尤其经络在体内各经的通路与衔接，如果能找出它的道理，加以证实，对研究经络的实质与作用，是大有帮助的，可惜千载之谜，至今未破，今特提出，愿与同志者，共同研究，使中医学，放出光彩。

望舌按脉知病的粗浅认识

中医诊断的方法，主要靠望、闻、问、切四诊，而望舌与按脉，又是中医诊断独特的地方，在四诊中占有重要的地位。

中医看病有个基本精神，就是处处不离整体观念，认为"有诸内必形于外"，从现象来看本质，望舌与切脉，都是本着这个精神来研究的。

望舌主要是望舌质与舌苔。心肝胃脾肾等脏腑，都有经络通于舌，舌上的血管最为浅表易见，并且分布密集，脏腑、经络、气血、津液的盈亏，都可以从舌质上看出来。胃为水谷之海，五脏六腑皆受气于胃，因为舌苔与胃气的关系最为密切，故舌苔最容易表现出邪气的深浅与性质，以及胃气存亡情况。

中医有时把经络与血管混称，因为它们都是运行营血的。以脉来说，经脉分布全身，无处不到，是气血通行的道路。气血在脉管中运行的情况，叫做脉气，这种脉气是受整个机体气血所影响，并非单纯指血液运行，与现代医学所指的不同。气血在脉管中运行时所表现的跳动现象，中医叫做脉象，医者从脉象中得知气血运行正常与否，来推断疾病的症结所在。

人体内的五脏六腑是一个整体，一脏得病，由于病邪的性质不同及个体素质的差异，有可能影响到其他相关的脏腑。人体与周围环境，又有密切联系，舌与脉的变化，不仅反映了机体脏腑功能的活动情况，也与外界气候变化有关。这都是望舌与切脉知病的原理。

舌质和舌苔的变化，与病情的变化，二者之间的内在联系，是比较容易理解的，因为本质与现象，经常是一致的、相顺应的。如舌质淡，苔白厚，这是属于体虚湿重，所谓虚寒之象，一望可知。脉象也有类似的情况，如小儿风热闭肺，症见高热，咳喘，吐黄痰，脉洪数有力，证属阳，脉亦属阳，本质与现象是一致的。但有的却不一致，如某些急性胃肠炎重症，有暴发呕吐，并见下利不止，腹中冷痛，脉数无力或细微欲绝等一系列阴寒症状，外面又表现为高热，面现潮红，口渴烦躁（渴不喜饮，或水入即吐），类似阳热的现象，这种不一致中医术语谓之"真寒假热"。这里所指的真寒，是指脉象与病的性质，它们是一致的；这里所指的假热，是指高热等假象，它与疾病本质是不一致的，是不相顺应的。中医论治是"治病必求其本"。像这种真假情况，只有诊脉，才能辨别清楚。所以切脉在诊断中是很重要的。

至于诊脉独取"寸口"之意，因诊脉主要是观察脏腑、气血的盛衰和阴阳的变化，而影响脏腑气血变化的因素很多，关键则在脾胃，脾胃为气血生化之源，故脉诊可以诊察胃气的情况。但是脾胃必须通过肺的输布，才能使气血运行周身，所以脉气的运行，由肺经开始，流遍诸经，最后又汇合到肺，周而复始。经脉全身都有，故古时取遍诊法，凡血脉浅在，有跳动之处，均可切按，此法不甚方便，后来改为独取"寸口"。"寸口"是手太阴肺经的"太渊穴"所在部位，也是桡动脉在手腕部最为浅在的地方，该部便于触知。从经脉角度来说，太渊为腧穴，是脉气所注的主穴。肺主一身之气，肺朝百脉，由于生病时，气血首先受影响，故诊察肺经经脉，在太渊穴处，取其一点，以窥全豹，实践证明是可靠的。

还有脉分左右及脏腑分配问题。中医根据"左右者，阴阳之道路"的说法，认为人身气血，左盛右弱，这种现象在某些疾病中是有所体现的，医者即以此种差别，来判断人体患病时气血、阴阳、偏盛、偏衰的状态。但正常的脉象，一般来说，应该是左右一致的，除了个别先天经脉有特异性外。至于寸、关、尺三部分配脏腑，左边寸、关、尺分配心、肝、肾；右边寸、关、尺分配肺、脾、肾（命门），这是历代医家所公认的。他们的根据，是脏腑配合五行生克理论来安排，或按上、中、下三焦配合脏腑来划分，都有一定的道理，但都述而不详，有待我们今后继续研究。但有一点应当明确，所谓左寸配心、右寸配肺，左关配肝、右关配脾等等，我们并不否定这种说法，但不能认为心的疾病，只能从左寸来诊察，肺的疾病，只能从右寸来诊察。一个心力衰竭的病人，难道只有左寸的脉象异常，其他部位的脉象却都正常吗？寸口处仅短短的一段桡动脉，分为寸、关、尺，再分配脏腑，虽有一定的临床根据，但说理不够完整。我们学习脉学，不能被这框框所局限，主要的要体会到脉象是气血运行的反映，任何疾病，都会影响到气血这一论点。《脉学举要》说："脉乃血脉，气血之先。"华佗说："气血盛则脉盛，气血衰则脉衰，气血热即脉数，气血寒则脉迟，气血弱则脉微，气血平则脉缓。"可知诊脉，实即研究气血情况，而气血变化，也就是脏气应于外的表现。所以诊脉乃候脏腑之气，非候脏腑之体，吾人切脉，当于六脉中求其普遍性，其他各部有异象，乃特殊性寓于普遍性之中，明确这些，才是掌握中医诊脉的基本精神。

中医学的保健学说

一个人从出生到壮年，再从衰老到死亡，这是生命发展过程的必然规律。人无百年不敝之身，但在此百年中，仍应保持健康，防止早衰，这是应该努力做到的。

近几十年来，关于保健和长寿问题，引起国内外医学界的广泛重视，有的地方还召开国际会议进行研究。我们祖先早在两千多年前，就注意到这个问题。在《内经》的摄生篇章中，即具有适应当时社会的保健方法，并说到"上古之人，春秋皆度百岁，而动作不衰……"等语，提示人们要注意保健。

亚里士多德根据动物的寿命与其成熟年龄关系，推算人的寿命，应该活到一百五十多岁左右。现实生活中，国内外很多资料证明，确有不少人活到百岁以上。现将中医学的保健学说，加以阐述，以期古为今用，共臻寿域。

1. 保健的指导思想

保持健康，在于未病先防，有病早治，而维护正气，尤为重要。这种预防为主的思想，《内经》中已有"不治已病，治未病"，"善治者，治皮毛……治五脏者，半死半生"以及用"小金丹"预防传染病的记载。并告诫人们善养正气，使"正气存内，邪不可干"。至于饮食卫生，劳作休息等方面，亦谆谆以"饮食有节，不妄作劳"为嘱。这都给后人树立以预防为主的思想，打下良好的基础。

历代医家在保健方面亦多有阐发，如华佗的"户枢不蠹，流水不腐"，张从正的"贵流不贵滞"，都说明人体气血应当经常通畅，强调要进行体力锻炼，这就是保健中体现出的运动观点，因为生命的象征就是活动，没有活动，生命就停止了。他们都提出了许多宝贵方法，比如华佗模仿虎、鹿、熊、猿、鸟五种动物的活动姿态，创造"五禽戏"，作为一种医疗体育锻炼。他的学生吴普学了"五禽戏"，坚持锻炼，活到九十多岁还耳聪目明，牙齿坚固，可见运动的观点是很可贵的。

我们知道，中医学对防病治病，都有一个基本的整体观念，它体现了机体内部的统一性和人与自然环境的统一性。《内经》指出"阴平阳秘，精神乃治"，说明人体内部机能都要取得平衡，这是健康的重要条件。如果"阴阳离决"，"精气乃绝"。人体内部各脏腑都有各自的机能，也都有产生机能的物质基础，如肝气（功能）与肝血（物质），在生理活动中，应该保持动态平衡，肝血充足，则可涵养肝气，不使亢盛；肝气疏泄正常，则有助于脾胃的运化；脾胃消化吸收正常，亦有助于肝血的新生和充盈。假如肝气郁滞、横侮脾胃，使脾胃功能失职，肝血亦见亏虚。这就是脏腑功能平衡失调的表现，可见体内脏腑的动态平衡是很重要的。但体内环境的统一，不是消极的，而是在机体内部各脏腑新陈代谢的矛盾斗争中取得的。

自然界中一切生物的生长、发展、衰老和死亡，都随着春、夏、秋、冬四时的变化而变化，人是自然界的生物之一，生活在一定的时间和空间里，同样要随着自然环境的变化而变化。如一年之中，有春温、夏热、秋凉、冬寒的更替变化；一日之中，有昼暖、夜凉的不同；天气有风、霜、雨、雪的骤变。这些外在的因素，渐变或突变，都会直接影响到机体内部各脏器的活动。机体为了保持正常的生理活动，就须作出适应性的调节反应，如果不能适应，就会受外来因素侵害而致病。所以天热时，人体腠理与毛孔弛张，故而多汗；天冷时，腠理致密，故汗少而尿多。这都是机体作出适应性的调节反应。也说明人在日常生活中，时时刻刻，都与自然环境密切相关，并取得统一性。

我们既掌握了两个统一性的规律，就应该设法发挥人的主观能动性，积极锻炼，加强体内的阴阳平衡，使能更好地适应外在的变化。外因是变化的条件，内因是变化的根据，外因必须通过内因，才能发挥作用。所以个体锻炼是增强体质，防病治病的重要手段。

2. 保健的方法

（1）形体锻炼与保健的关系

人体气血，应经常通畅无碍，这是祛病延年的重要条件。形体锻炼，就是要达到气血流通的目的。锻炼的方法很多，体力劳动就是很好的方法。此外在体育锻炼方面，有太极拳、跑步、游泳、打球等，可根据各人爱好去练。还可以结合日光浴、冷水浴等。锻炼场所，一般在室外空气清新之处为宜。

人是生物之一，劳动又是人之本能，所以人是贵动不贵静。如果终日养尊处优，不到大自然里去见风雨，这种"温室里的花朵"是经不起风吹雨打的。所以要发挥人的主观能动性，积极进行体力锻炼，才能使人体适应自然界的变化。人有适应自然环境的本能，但又必须受自然环境的限制。如自然环境变化过于急剧，或过于炎热，或过于严寒，超过机体的最大耐受力和适应能力，都会发生病变，这点应该注意。

此外，体力锻炼，尚有两个问题应该明确的。一是掌握一定的运动量；一是持之以恒。所谓一定的运动量，是指锻炼要恰如其分地适合机体需要及体力负担而言。体力锻炼，能促使人体气血流通、旺盛新陈代谢、调整体内各部分的机能，从而增强体质、提高抵抗力。假如运动量不够，就无法促进气血周流，达不到锻炼的目的；假如运动量太过，机体一时适应不了，原先相对平衡的生理关系被打乱，反而导致疾病的产生。所以掌握运动量，要因人而定。如患神经衰弱又是年壮的，运动量可增大，并无妨碍；如年老体弱，患冠心病的，只可掌握一定的运动量，如果超过心脏负担，反而有害。一般来说，初练时，运动量要逐渐增大，到适合需要的程度为止，太过与不及，均非所宜。实践证明，每次运动在十五分钟左右，呼吸加快而不感憋闷，脉搏加快不超过每分钟一百二十次，并以周身微似汗出为佳（冬季例外），运动后疲劳容易恢复，精神饱满，身体轻松，睡眠、饮食、大小便均正常，这就达到了锻炼的目的。可见体育锻炼，不是专为肌肉发达，而是以调整气血为主，气血调和，百病不生。

所谓持之以恒，是指锻炼要长期坚持下去。如短期内不见功效，不应灰心丧气；也不应该三天打鱼，两天晒网；但也不可操之过急，急于求成；更不可一时激动，鲁莽锻炼。这些都不能收效，必须持久锻炼，坚持不懈，才能得到益处。肯下工夫的人，对此都能体会。

从中医学的角度来说，黎明是人体阳气初升之时，生机活泼，此时作体育锻炼，收效更大。当然，在其他时间，亦可锻炼，有锻炼总是对身体有益的。

（2）精神因素与保健关系

形体与精神要统一，中医有句术语叫做"形神合一"。所谓形，是指整个机体；所谓神，是指精神意识、思维，以及生命活动的外在表现。形是物质基础，神是功能作用，神不能脱离形体而独立存在。没有神的形体，便没有生命。形体强壮，必然精神饱满，生理活动正常；精神健旺，亦能促进形体健康。从这个辩证观点来说，保健不仅重视形体，还应重视精神因素的作用。现在流传的"气功"，便是古代调息养神的一种方法。使人有意识地进行调养精神，使心神宁静，则五脏六腑、四肢百骸，都在心神的统一下取得协调，达到维护机体的健康。《内经》说"呼吸精气，独立守神，肌肉若一"，"精神内守，病安从来"。提示调息养神的好处，故气功疗法可以健身治病，即是此意。

我们知道，维护心神，不是只靠关在室内去调养，还要注意外界事物对精神刺激的影响。因为人生活在社会之中，人事相处，耳目所触，都要反映到大脑皮层里，影响精神。不同世界观的人，对社会事物的反应、看法是不同的，其对精神情绪的影响，也是不同的。如没有树立正确世界观的人，他的思想狭隘，没有远大的理想，处处以个人利益为重，遇事患得患失，碰到困难，便消极悲观。这种人常因所愿不遂，终久必致忧郁成疾。《内经》说："悲哀愁忧则心动，心动则五脏六腑皆摇。"这就是中医所谓"内伤七情"所致之病。我们应该真正做到心旷神怡，从而促进机体生理活动的正常与协调，以达到保健的目的。

关于精神因素在发病中的作用，现在已为不少医学实践所证明，如胃及十二指肠溃疡、高血压病、冠心病、心绞痛、内分泌紊乱、自主神经功能紊乱、精神病，甚至肿瘤的发生，都与精神调理失常有关。因此说，正确地调理精神，乃是保健中重要的一环。

3. 食物药物与保健的关系

谈到饮食，难免有些人错误地和"营养""吃补"联系起来。其实道理并不如此简单，还要有全面的认识。

人赖饮食以生，但老、幼、病、弱需要不同，这是人所共知的。该吃多少，该吃什么，都应根据生理活动需要的情况来决定。人在生长发育或重体力劳动情况下，应适当地补充营养物质，以供给身体物质的消耗。若在病中，如肺结核、慢性肝炎等，应适当补充营养，以增强体质，提高抵抗力，促使疾病早愈。所谓适当，就是避免漫无限制地过量摄取，使机体消耗不了，积存体内，反而酿成疾病。《内经》说"饮食自倍，肠胃乃伤"，"膏粱之变，足生大疔"即是此意。

现在高脂血症、冠心病患者，主张低脂饮食。对糖尿病的人，控制碳水化合物的摄取，是有一定道理的。可是要防止产生另一种倾向，如应食低脂饮食的人，未全面理解低脂的意义，却视脂如虎，一点油的东西或一块肉，都不敢入口，时间一久，血脂不但没有下降，反而头昏眼花，浑身无力，体质更加虚弱。这是只看到脂肪有害的一面，没有看到一定量的脂肪，在新陈代谢中需要的一面。从高脂血症、冠心病的角度来说，尽量少吃脂肪，尤其动物脂肪，这是对的。但是人是一个整体，机体中其他器官，在新陈代谢中却需要一定量的脂肪，如果绝对禁止，势必影响其他器官的需要，造成整体的新陈代谢失常，反而使高脂血症、冠心病更受影响。因为高脂血症也属于新陈代谢失常的疾病，故不可把"低脂"和"绝对禁止脂肪"混淆起来。从这里可以看出，整体观念在保健中的意义。

任何一种食物，对人都有利和弊的两种作用。如肉类可以提供人体所需的蛋白质和脂肪，假使单纯或过量摄取，均非所宜。《内经》说："五谷为养，五果为助，五畜为益，五菜为充。"古代医家张子和说："五味贵和，不可偏胜。"这都主张食物要多样化和基本素食，这些主张符合我国人民以谷物为主食的特点；并且食物多样化，既可满足体内所需的营养，又可达到以此之利，补彼之弊的目的。

至于饮食宜忌与饮食卫生问题，前者当从个人体质特点和疾病情况而定，如素患胃寒之人，应少食生冷之物，肝火旺盛之体，应忌辛热之品。至于不洁或腐烂食物，食之都能致病，俗话说"病从口入"，这已是众所周知的事了。

药物本用以治病，其用以强身者，也必须确有需要，然后用之。如十全大补丸、人参养荣丸等，对虚寒之体，有一定的效果，但不能认为是补养剂，不针对需要，任意滥用，滥用不仅无益，反而有害。如人参、鹿茸，是温补药，对阴虚之体，却不适宜；生地、白木耳，是滋阴药，对阳虚之体，亦非所宜。纵使是阳虚，也不能长期用鹿茸、肉桂等温补药；阴虚者，也不可常服麦冬、生地、玄参等滋润药，因为用药过量，会导致体内阴阳失调。《内经》说："气增而久，夭之由也。"所以不能认为补药吃得越多越好。其他治病药，也应适可而止。我们更不应该把强身希望寄托在吃补药之上。古代医家张子和说："善用药者，使病者而进五谷者，真得补之道也。"因为人体对饮食物正常消化、吸收，才是真正得补，一味地靠药物保健是不行的。

4. 节制性欲与保健关系

中医学认为精血是人体营养物质中较精华的部分，它是生命的物质基础（精），五脏六腑得精血的濡养，才能产生活力（气），活动力旺盛，才能表露出饱满的精神和各种生命的征象（神）。有精才有气，有气才有神，中医学中已有关于"精""气""神"三者关系的论述，故精血应加珍惜，勿使过于亏耗，致伤元气。性生活是人类生殖的本能，也同饮食一样，属于正常的生理活动。但中医认为性欲无制，精血亏损太过，会造成身体虚损，病变百出，《养生医药浅说》指出："未成年即为婚……戕伐元阳……致使精衰、气弱、神散，而其结果则精滑、阳痿、虚痨，其乏嗣者居多，是又不仅促其寿命而已……"如果女性性欲无度，也会导致月经不调、带下增多、早产、不孕、崩漏等病症。这些例子都说明了不节制性欲的危害性，尤其年过四五十者，精血少、肾气衰，更应注意节欲。实践证明，凡能节制性欲者，多能长寿，这是值得注意的。

【小结】

中医学的保健学说实际上包含着有关卫生学、营养学、体育学、生理学、心理学以及药物学等丰富内容。它的目的是增强体质，预防疾病，防止早衰和延年益寿。几千年来广泛流传，功效卓著，说明这一宝贵的医学遗产，是有极大科学价值的。

中医对保健的认识，有它独特的、完整的理论来指导。这些理论，大部分是健康的、唯物的，它具有普遍现实性，能为广大劳动人民所喜爱和接受，其方法是多样化和行之有效的，如太极拳、气功、体操等，这些方法都具有我国民族风格和特色，尤其所提倡的饮食生活方式，特别适合我国人民的习惯与要求，因此值得我们进一步去整理提高。

我的保健方法

养生保健之书，可以说是汗牛充栋，学也学不完，看也看不尽。学的人固然会增长许多知识，但真正达到长寿的目的，毕竟是少数，其中重要的一个问题，就是没有掌握个体的内在因素。中医学关于长寿保健的重要精神，一是精神内守，一是阴平阳秘。用通俗的话来说，人体的精气能安守于内，就能抵御外邪，不易生病；身体内的阴阳能取得平衡，便是健康，这些都是重视内在因素的结果，也告诉人们，不要轻易戕伤内在的体力（中医学称为元气），体力一伤，就像树木的根受了损害，欲使枝叶茂盛，则是很难的。我们人类的寿命，根据科学的推测，大约可活到100～150岁。但由于儿童时期失于护养，青壮之年又不知保养，本来可以避免的疾病，却不断发生，种种原因积累起来，就减短了应该活到的年岁，所以保健不从自身去探讨，是不切合实际的。人有男女老少之别、生活习惯的差异，只有从个体出发，制订出适合于自己身体的保健方法，才能立竿见影。

我年幼时，身体孱弱多病，又厌食，长期营养不良。弱冠以后，依然体瘦如柴，弱不禁风，幸遇名师学医，才识保健方法，如果不是这样，恐怕早已活不到今天了。针对我的体质归纳起来，有异于人的，约有三项，即卫阳不足、脾胃虚弱、体质欠佳。当时已届青壮年，但无壮貌，不能天天依赖服药，只有注意摄养，以求强壮。如我的卫阳不足，比别人怕冷，易于感冒，我只有注意气候冷暖变化，随时增减衣服，无论走到哪里，宁可多带一件衣服，热则脱下，冷则穿上，虽为小事，但做起来亦很麻烦，我就不怕麻烦，三十多年来，经过这样的防护，只偶尔感冒一两次。不要以为感冒是小病，感冒少了，人就逐渐强壮起来。脾胃虚弱、经常腹泻，俗话说"病从口入"，应该注意饮食卫生，饮食要多样化，我从不挑剔食物，无偏食，也从不过量，哪怕很喜欢吃的食品，亦不敢暴饮暴食。营养品总是每天吃一点，细水长流。吃饭总掌握"七分饱"，但又考虑，食量太少，会导致营养不良，则在三餐之间，增加一些点心。我最喜欢吃红枣、莲子、芡实、核桃。或单独吃，或兼取数样炖而食之，亦可煮粥而食，有食疗之意。其中有一件事最为重要，即忌食冷饮和生冷瓜果。即使是酷暑

诊余漫话

盛夏，亦极少贪凉进冷。冷食进入胃中总是耗伤脾胃阳气，对脾胃虚寒者，尤为不宜。至于体质欠佳，常感神疲体倦，仍须锻炼身体，但不能照搬别人或书上的方法，主要掌握"因人制宜"，根据个人体力和爱好，选择适当的方法锻炼，我喜欢漫步行走，轻松愉快地走，每天不拘何时，在马路上或公园处慢走一小时，风雨无阻，已成习惯。冬日走后浑身温暖，夏日走后身有微汗，这样便感精神清爽，体健身轻，体力增加。我没有烟酒嗜好，但每到冬季，晚上常喝一小杯米酒或上等葡萄酒，大有暖身催眠之效，且夜尿减少，对我虚寒体质十分有益。此外，我认为人体衰老是自然规律，是不可抗拒的。如能及早防范，总比老态龙钟时才急求长寿之术，要好得多。防病宜先，虽然道理人所共知，但做起来是不容易的。最后我再强调一下，应根据人体的特性去调理，效果才好。我的体验是：防衰宜早，防病为先，阳秘阴平，可享天年。

老年人的脾胃调养

脾胃为"后天之本"，气血生化的源泉。对老年人来说，保持脾胃的正常健运，有其重要的意义。早在2000多年前，中医典籍《内经》中就说到"夫年老则求于府"（府指脾胃），这意味着人到高年，肾气渐亏，先天之本既衰，须藉后天之源以滋养，方可益寿延年。金元时期的李东垣，毕生精力专事脾胃的研究，著有《脾胃论》一书，为补土派的宗师，他认为"人以脾胃中元气为本""诸病以脾胃而生"。故调理脾胃符合老年人生理的特点。

1. 调理脾胃的意义

《脾胃论》指出"土为万物之母""治脾胃即所以安五脏"。又说："善治病者，唯在调和脾胃。"《医林绳墨》说：

"人以脾胃为主,而治疗以健脾为先。"《杂病源流犀烛》说:"脾为后天之本,信然也,盖脾统四脏,脾有病必波及之,四脏有病,亦必待养于脾,故脾气充,四脏皆赖煦育;脾气绝,四脏不能自生……凡治四脏者,安可不养脾哉。"(四脏指心肝肺肾)《慎斋遗书》说:"诸病不愈,必寻到脾胃之中,方无一失,何以言之,脾胃一虚,四脏皆无生气,故疾病日久矣,万物以土而生,亦以土而归,补肾不如补脾,此之谓也,治病不愈,寻到脾胃而愈者颇多。"

以上各家的论点,都强调调理脾胃的重要作用。因为人身元气是健康之本,而脾胃则是元气之本,元气的产生在于脾胃,胃气充足,才能滋养先天。五脏六腑皆受气于胃,得胃气的供养,才能发挥藏精气、润肌肤、养血脉、壮筋骨的功用。五脏受气于六腑,六腑受气于胃,胃为十二经脉之源,水谷之海,胃在五脏六腑中的地位至关重要,故"胃平则万化安,病则万化危"。因此必须胃气充和,才能使五脏生机安谧,以维持正常的生理代谢。张仲景有"四季脾旺不受邪"之论。李东垣亦提出"脾全借胃土平和,则有所受而生荣(营养物质),周身四脏皆旺……外邪不能侮也"。以上说明脾胃健运,元气充足,内伤外感,皆能抵御,是防病保健的关键。

2. 脾胃功能失调的原因

(1)脏腑内伤

《内经》记载,男子到了40岁,女子到了35岁,即开始气血衰退。又说,男子到"八八"(64岁),女子"七七"(49岁),皆已肾气衰,天癸竭(天癸指肾精所衍化的物质)。因为气血之生化,有赖于肾气,亦即先天之气,又名元气,它是推动人体气化的原动力。脾胃的腐熟与运化(指消化与吸收),既赖于肾阳的温煦蒸腾,亦赖于肾阴的滋养濡润。肾阳煦之,脾胃的阳气才能旺盛,使脾气藉以鼓舞上升;肾阴滋之,脾胃的阴津才能充足,使胃气得以下降。可见脾胃的升降原动力，是来源于肾阴肾阳。《内经》对于肾气虚衰之年龄，虽只能作参考，但说明人到中年以后，肾气始衰，是会影响脾胃功能的。

此外，气机失调也是脏腑内伤的一种表现。脏腑学说指出，脾胃的主要功能是脾主升清，胃主降浊，如此才能使营卫协调，五脏安和；但是"升降出入，无器不有"，如肝气的疏泄、肺气的宣降、心火的下煦、肾水的上济等，这也是脏器的升降，但皆以脾胃为升降运动的枢纽，从而形成了一个统一的整体。《内经》说："非升降，则无以生、长、化、收、藏。"由于升降出入在各脏腑间，是互相促进，相互影响，因此脾胃功能失调，与其他的脏腑亦是息息相关的。反过来说，其他脏腑功能失调，也同样影响到脾胃，但关键则在脾胃。

（2）外感邪气

外感邪气包括六淫之邪和疫疠之气。"六淫之邪"是指人体感受风、寒、暑、湿、燥、火六种外感病邪的统称。"疫疠之气"是指某些具有强烈传染性的病邪。当人体抵抗力下降或邪气太甚时，病邪即侵犯人体，若不能及时予以消除，进而伤及脾胃，便发生疾病，如受寒后引起胃痛、腹泻，又如细菌性食物中毒、细菌性痢疾、肠伤寒等病，都是外邪引发，老年人抵抗力弱，极易引起这类疾病。

（3）饮食失节

人靠饮食以资养全身，但饮食入胃，须赖脾胃的运化才能化生精血，以供脏腑之需。老年人脾胃功能，有自然衰退的趋势，对饮食物的摄取，不如青壮年时旺盛，食多则无法消化吸收，纳少又不够营养，这就要知所调养。此外有偏食嗜好，如饮酒、浓茶或喜进生冷、炙熏、肥甘之物，尤其黄昏之后，多进油腻之品，日久必患消化不良等疾患，《内经》所谓"饮食不节，肠胃乃伤"即此之意。

（4）七情刺激

中医学里的七情指喜、怒、忧、思、悲、恐、惊七种情志变化，属精神致病因素。情志的过分刺激，都能影响脾胃的功能。如大怒之后，肝气横逆，引起肝木乘脾，发生胃脘胀痛、消化不良等症；思虑过度，气滞不畅，导致运化失常，发生纳呆、饱胀等症。人是有机整体，一脏气机不畅，都会互相影响，脾胃又是气机升降之枢纽，故任何情志过激，都能影响脾胃功能。

（5）劳逸失度

劳指劳伤，逸指过逸。中医学里的劳伤包括劳心、劳力和房劳三方面。劳心过度，暗耗心血，脾胃壅结，会产生心悸、失眠、纳呆、脘腹胀满等症。劳力过度，脏气耗损，体力暗亏，会产生神疲乏力、少气懒言、纳食不馨、消化不良等症。至于房事不节，元气戕伤，会产生神疲乏力、腰酸头晕、眼目昏花、食欲不振或脘胀便溏等症。房劳在生活中常被忽视，年老之人，肾气自然衰退，若房事不节，危害尤大，故特别提出，以期引起重视。

人体气血贵流不贵滞，正常适度的劳动，可促进气血循环，旺盛新陈代谢，促进脾胃消化吸收。若过于安逸，使气机壅滞，影响脾胃功能，有碍健康，出现精神不振、发胖臃肿、心悸乏力、脘胀纳呆等症。

以上举例，说明脾胃既是人体的重要器官，又是易受内外邪伤之脏，失调的原因虽多，其害则一。虽脾胃损伤，不限任何年龄，但老年人脾胃已衰，若不加保养，更易失调。

3. 脾胃失调的危害性

在生命活动中，人身一切组织器官，都在不断地活动着，而其活动的能源，主要靠营养物质维持。水谷入胃，经胃消化后由脾吸收其中精微物质，并衍化为营、卫、气、血、津、液等不同性状的营养物质，输送到全身，以供生理活动需要，可见脾胃在人体中的作用极为重要。假如脾胃损伤，元气不足，内不足以维持身心活动，外不足以抗御邪气的侵袭，必致百病丛生，故李东垣说："百病皆由脾胃而生也。"

脾胃升降失调的后果，为清阳之气，不能敷布（布散全身）；后天之精，不能归藏（营养脏腑）；饮食精气，无由进入；废浊之物，不能排出；则发生许多病症。临床上脾气不升，水谷精微不能上输，就出现神疲、纳少、食则脘胀、便溏、肢肿等症；若胃气不降而上逆，则可发生便秘、腹胀、呃逆、呕吐等症。

脾胃有病，还可以上而波及心肺，下而涉及肝肾。如脾胃气衰，元气不足，心火独盛，营血大亏，则发生心病；脾胃虚弱，不能散精于肝，或土壅木郁（胃胀、肝气不疏），可致肝病；脾胃虚弱，土不生金（脾胃不能输精于肺），肺失滋养，则可致肺病；脾胃虚弱，土不制水则水泛（脾胃不能运化水湿而水肿），可致肾病。这都是因脾胃功能失调，引起其他脏腑的病变。

还须指出，脾胃既是人体气血生化之源，又是人体内部产生致病因子的一个场所。就痰湿来说（这里指内湿），痰的生成，是由食物经过消化所变成的津液（津液指体内正常水液的总称）失去正常代谢、停积而成的。停积的主要原因，是脾失健运，津液代谢障碍，凝滞为痰，所以有"脾为生痰之源"的说法。湿也是因为脾气不能运化水湿、水液代谢受阻、潴留而引起的湿气病，所以有"诸湿肿满，皆属于脾"的说法。这说明水湿痰饮为病，虽然和其他脏腑（肺、肾）有关，但关键还在于脾。痰湿为患，还可产生呕、咳、满、痛、肿、喘、悸、眩等八种证候，从痰湿的产生及其对人体危害之大，便可以看出脾胃在人体发病中占有重要的位置。

脾胃功能失调的危害性，对老年人来说，尤为重大。一些老人常见病，如肥胖症、糖尿病、高脂血症、慢性心衰、老年慢性支气管炎、慢性胃炎、便秘、贫血、萎缩性胃炎等，从中医病理分析，跟脾胃功能失调有关，尤其年老之人，元气本虚，倘无后天滋养，是难享天年的。

4. 调理脾胃的原则

调理脾胃的原则，清代叶天士总结为"脾宜升则健，胃宜降则和，太阴（脾）湿土，得阳始运，阳明（胃）燥土，得阴始安"，这就是临床上沿用至今的调理脾胃总则（得阳，指得到温热药，得阴，指得到凉润药）。

至于调理方法，应根据脾胃和老年人的生理特点去考虑。一般来说，药物调理，应重在益脾气、养胃阴，使中焦气机升降有序。但用药宜慎，补勿过腻，攻勿太过，寒勿过偏，热勿过燥，紧抓健运之机，谨防伤胃。在饮食上做到有节、卫生，如五味调和，饮食有时，寒热适宜，清淡熟软，凡辛热煎炙之品，均应少进。尚须适寒暖以防邪伤，调精神以疏肝理脾，常运动以助胃化食，防劳累以养脾气，处处维护胃气，使后天之本在健康长寿中起着重要功用。

清代著名养生家曹廷栋说："老年更以调理脾胃为切要。"高度概括了补脾益胃对老年人的重要意义，其言简意深，可作为延年益寿的座右铭。

治学之道在于学 "问"

我年轻时，由于家人患病极笃，奄奄一息，危在旦夕，用中西药皆罔效，后经名儒医周良钦精心诊治，始转危为安，遂立志学医。除承师启蒙外，孜孜不倦，五易寒暑，始奠初基。

临诊以来，盖觉中医学术理论中，尚难理解的问题颇多，深感"书到用时方恨少，事非经过不知难"之憾。因思古今医家，虽各有师承，然多是自学而成，即所谓无师自通者，我何不效仿一试。但思自学总要有一套方法，才能有所收获。我体会到治学之道，途径很多，而"善学者必善问"这一方法，是不能缺少的。

我在学医之前，曾涉猎古典文学，由于古汉语措辞用字，与现代文不一样，往往读了一篇文章，好像都懂，如深入提问，又觉难通，诗词更是如此。为了解决这一难关，乃采取发问的方法，自行解决了不少疑问。我认为这种方法，完全可以适用于学医。

现举一例学习诗词发问自解的方法和经过以资说明：李白的《静夜思》，原文是："床前明月光，疑是地上霜。举头望明月，低头思故乡。"真是浅显易读，一看即懂。但是进一步追问，这首诗为什么说写得好？好在哪里？为什么既然说出了床前明月之光，何以又疑是地上之霜呢？望月思乡，尽人皆知，有何深意？这样层层提问，又感到答不上来了。经过初次思索，稍有领悟。李诗题为"静夜思"，他用"床前明月光"五字，就把夜深人静的情境，衬托出来。用"疑是地上霜"五字，把深秋月色洁白如霜描绘出来，后两句转入正题，说出望月有所思，思故乡也。反复深思，又有进一步的理解。如床前明月之光，为什么能说明更深夜静呢？因为月光透射到屋内的时间，不是上半夜，就是后半夜，此诗以静夜为题当然后半夜才可称静。为什么既知明月之光，又疑为地上之霜呢？因为秋凉才有霜，下霜又多在深夜，既在深夜，应当是已睡了一觉，醒来感凉意，在朦胧中，映入眼帘的洁白月色，疑为寒霜，如果一直醒着未睡，尚有何疑？这也点出深秋月夜月明之景，因秋而生感。秋天又是诗人最易触景生情之时，古人有秋声赋、悲秋之作，都是以秋来抒情的。但是望月思乡，是想什么？又没有指出。要知"明月"两字，诗家多用为团圆之意，也意味着作者在梦中与家人乐叙天伦之趣。标出"低头"两字，说明眼前却是只身异乡，有不能与家人团聚之叹。举头低头，两种情景，在脑中回荡，情意绵绵。寥寥二十字，把时间、地点、环境、思想感情都说清楚，没有千锤百炼的功夫，是不能写得如此含蓄、言浅意深的，故称佳作。这样解释，或可使人折服。但是我不是诗家，解释这么多诗意，与医何干？我觉得医学虽非文学，而学"问"的方法，对学习任何学科，是可以通用的；尤其学习中医，更须如此层层发问。我当时研究古典医籍，探讨其机理，即本着这种方法，收到不少益处。现试举几例通过发问自行理解的问题，介绍于下：

阴阳五行学说，是中医基础理论的基础。又是入门第一关，如果不明确它的精神实质，便成为绊脚石，影响整个中医理论的学习。这里举一个问题来问：为什么说阴阳五行学说是中医学的说理工具，称为朴素的唯物论和自发的辩证法？这个问题不解决，就会怀疑中医太陈旧、不科学，阴阳五行有唯心色彩。原来阴阳学说，把阴字列为第一位，阳字列为第二位，从阴字代表物质，阳字代表功能来看，先物质后功能，把物质列为第一性，这正是唯物主义的观点。以这种思想方法作为说理工具，符合客观真理，故中医学说能一脉相承，历数千年而不衰，道理即在于此。

五行学说原是说明地球绕日一周，成为春、夏、秋、冬四季，在这四季中，地球上的一切生物均随着四季的变化而变化，四季本身也在变化，都是以物质为基础，且互相联系的。古人为了说理方便，以木、火、土、金、水五字为代名词，以东方、春季等为木；南方、夏季等为火；西方、秋季等为金；北方、冬季等为水；大地以方位为中，季节为长夏，是为土。它的主要精神实质，是承认一切事物都有联系，而不是孤立的，并且时时都在变化。这正是辩证法的观点。中医学中引用阴阳五行学说为说理工具，并推广其涵义，由于指导思想颇符合辩证法和唯物主义观点，故经得起实践的检验。弄通了这一关，学习中医的绊脚石，便可以搬开了。

诊余漫话

其次，再谈谈学习《素问·阴阳应象大论》一章里的一段话："天不足西北，故西北方阴也，而人右耳目不如左明也；地不满东南，故东南方阳也，而人左手足不如右强也。"这段经文，有的注释把天地当作实际的天地，把东南、西北当作我国版图的地理位置，以东南地势低洼、气候炎热为阳，西北高原气候寒冷为阴。照这样解释，如何与人体的耳目、手足联系得上呢？原来写文章有个习惯，不喜欢在一篇文章里，反复用一个名词，总要另选一个适当的名词来代替，以新耳目，这种方法，在古人的文章里是不乏先例的。所以《素问·阴阳应象大论》里的天地、东西、南北，实际还是指阴阳，就是以天为阳，以地为阴。按古人定方位的习惯，都是以上为南，下为北，左为东，右为西。综合起来，以东南代替左，左又可以代替阳；以西北代替右，右又可以代替阴。这篇文章里主要是论述阴阳，为了避免阴阳两字过于多次使用，故更新名词代替，这是可以理解的。但是医学是讲具体的东西，既然天地、东南、西北都指阴阳，而与人体的左右、手足有何关系？按中医理论，阴阳在这里应该是指气、血而言。气为阳，血为阴，清阳为天（在上），浊阴为地（在下），阳气上行头目，而盛于左，故耳目虽俱禀于清阳，但左明于右；阴血下行手足，而盛于右，故手足虽俱禀于浊阴，但右强于左。所以有"左右者，阴阳之道路也"的说法。这样联系起来，就不会感到"天不足西北，地不满东南"之句难以理解了。至于气血在人身有左右、上下、盛虚之别，是否与地球的转动方向或地球的磁场有关？此中奥妙，尚难尽解，只可存此疑问，以待高明。这又是用"为什么"发问来探讨经典著作的一例。

再如学习脉学，感到很抽象。如讲到浮脉是浮在皮肤上，又如水漂木。听了好像易懂，但追问它的实际标准如何掌握，又难定论。在这种情况下，必须在字里行间去寻求答案。古人为什么说如水漂木，如果只在字面上理解，只能认为浮者，浮于上也，脉浮在皮肤上，如木浮于水一样，其实这是一知半解。须知中医言脉，在于脉气，即脉之动态。要真正理解浮脉，必须深思其意，再加实验，可试取一块小木板，放在盆中，盛水后木浮于上，此时以手指轻轻下压，手指亦紧随木块下沉，如将手指轻轻提起，木块亦随手指上浮。这种应指上浮之力，即是浮象。临床验浮脉，即重按之后，随即轻轻提起，手指不离皮肤，脉气亦随手指上浮，这才是浮脉。古书文字简练，必须深究。验舌亦是如此。如舌苔的厚薄，从字面上看，理解并不困难。但厚薄的界限，应如何确定？我想应该从舌的乳头方面去探讨。乳头被苔垢遮满不能见底，才算厚苔，否则仍属薄苔。如此鉴别，才有着落，决不可因古书未言，便囫囵吞枣。

再如方剂中的"大承气汤"，不名大黄芒硝厚朴枳实汤，而名承气，是何用意？须知方剂的组成，是针对病机的，大承气汤是用于胃家实、里热内结之证，名为承气，即点出腑气不降之病机。《内经》有"六府者，传化物而不藏，故实而不能满也"之说，推而广之，凡能使胃气通降者，皆可谓承气。前人有以硝、黄的作用为承气，或以朴、枳的作用为承气，说法不一，我认为还是以胃气宜降为是。这是符合病机的。

以上几个例子来看，都需要发问探讨，然后得到理解，可见"善学者必善问"这句话是对的。但是我所体会的问题，因限于水平，难免有错误之处，因为要阐明发问的过程，不得不详细叙述，以便说明。我们还应当承认，所遇到的问题样样发问，都能自己解答，这是不可能的，个人学识，终有限度，应当虚心请教师友，以冀他山之石。如果确实遇到人体奥妙，在今天科学知识尚无法解释的问题，只可存疑，以待他日解决，尽可能做到应该懂的要真懂，不懂的也心中有数，所谓"好读书不求甚解"的作风，对学医是不利的。

此外，发问的另一作用，还能引人向钻研的道路前进。中国医药学是一个伟大的宝库，其中有很多知识宝藏尚待发掘并加以整理提高，因此我们学习中医，遇到关键问题，都要紧紧抓住不放，认真钻研，才能推陈出新。由此可见发问置疑的过程，是治学的一个重要方法。我对学"问"这方面是尝到一些甜头的。今不揣谫陋，略述梗概，以供自学者参考。

谈谈学习方剂的体会

学习中医，应该抓住两个主要方面：一是基础理论，这是为"辨证"服务的；一是方药，它是为"施治"服务的。单有理论，没有方药，好像打枪没有子弹一样；反之，光有方药，没有理论，等于无的放矢。有些初学中医的同志，接触临床，对于方剂方面，感到难于掌握，提出要背诵多少方歌，才够应用？每一种病，都列有好几条方子，临床上怎样选用适当的方子？对一个方子的药物加减或剂量增减的变化，怎样才够标准？要答复上述的问题，必须先将方剂吃透，再加上不断地临床实践，一切问题，都可以迎刃而解。

（一）关于学习方剂必须理解的几个问题

1. 什么叫方剂

方剂是中医学的理、法、方、药的一个重要环节。方剂的含义：方是方法，剂是调剂、药剂，简单地说，就是处方，它是处理一个病证时如何调剂药物的方法。

2. 方剂的组成原则

方剂的组成是有一定原则的，它是建立在辨证和治疗的原则基础上，而不是任意或随便罗列几味药物，拼凑成方。它的组成原则，最主要的是根据病情的需要，在辨证立法的基础上，考虑用药的主次，并选择适当的药物，规定必要的剂量，配伍而成。因此中医有理、法、方、药相互关系的说法。

在理、法、方、药四者中，"理"用在这里的含义，概括来说，就是阐述之所以产生"证"的道理，"法"是根据"理"而来的。因此理与法应归为一类。"方"是根据"法"与"药"组成的，"方"具体来讲，就是体现在"药"的组成，所以方与药应归为一类。在这两方面，主要是法与方两项，无"法"就不能说明方剂的组成原则；无"方"就不能体现"法"对证的适应。法与方是辩证统一的，不能有"法"无"方"，也不能有"方"无"法"，这样才真正符合理、法、方、药的一致性。

现在再将理、法、方、药的相互关系，图解如下：

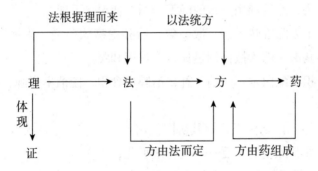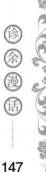

理、法、方、药的辩证施治过程

3. 选用药物的方法

方剂是根据"法"组成的，但是"方"是抽象的，实际上是由药物配合组成的，因此要组成方剂，首先对药物性能，必须了解清楚。如麻黄、苏叶、荆芥、防风、细辛、生姜等，都是辛温解表药，这叫做共性；但它们之间又有区别的：

麻黄——偏于太阳经背部；

苏叶——偏于肺家气分；

防风——祛周身之风，且能胜湿；

荆芥——偏于肌表卫分，并入血分；

细辛——善于深入人体内部以通阳气，并能通络；

生姜——善于止呕。

这些区别，叫做个性（特性），所以掌握了共性，还必须弄清个性，在组方时才能选择适当的药物。

4. 药物的配伍规律

（1）用性味相同的药物配伍

如：人参配黄芪——补气力量更大；

茯苓配泽泻——利水力量更大；

龙骨配牡蛎——固涩力量更大。

（2）用性味相反的药物配伍

如：升麻配大黄：一升一降，治头部湿疮。利用升麻引药力至头，然后利用大黄的降下作用，使湿毒下泄。

干姜配五味子：一散一敛，治肺虚痰饮咳逆。先散其寒，后补其虚，因为散作用迅速，敛作用和缓。

枳实配白术：一消一补，治脾虚食积，使消不碍脾，补不助积。

（3）两药配伍，取其协同作用

如：陈皮配半夏——气行痰可化；

黄芪配当归——气足血自生。

（4）两药配伍，产生特效作用

如：桔梗配甘草——治咽痛；

枸杞配菊花——能明目；

木香配黄连——治痢疾。

5. 方剂组合的方式

从药物配伍来分析，最简单的一个方剂，是由一个小方组成的。一个小方，少则一味药，多则二三味药；复杂的方剂，多由两个或两个以上的小方组合而成，有些丸药比汤剂用的小方更多。

如：金铃子散是一组小方组成的：元胡配金铃子。

四君子汤是两组小方组成的：茯苓配白术，人参配甘草。

防风通圣散是由九个小方组成的：大黄配芒硝，栀子配黄芩加连翘，荆芥配防风加麻黄、薄荷，桔梗配甘草，滑石配甘草，石膏配甘草，白术配甘草，当归配白芍，当归配川芎。

再从组合的关系来分析，每一首方剂中，一般来说，都应具备主药、辅药、佐药、调和药（古代是用君、臣、佐、使四字来说明）。所谓君药，就是一个方里的主药，它是针对疾病病机的主药。臣药是辅助药，协助或加强主药的功效。佐药含义有二：一是对主药有制约作用，以消除主药的副作用；二是协助主药解除某些次要症状。使药一般指引经药，也有指调和、矫味作用的药。如麻黄汤以麻黄为主药，桂枝为辅药，杏仁为佐药，甘草为调和药；但是实际组方，并不一定这样呆板，还根据病证需要和选药方面来决定。

6. 方剂变化的规律

（1）在成方的基础上，药物增减的变化

如：四君子汤加陈皮、半夏，为六君子汤，除健脾利湿外，又能温肺化痰。

金匮肾气丸减肉桂、附子，为六味地黄丸（怀山药、地黄、山茱萸、丹皮、泽泻、茯苓），由温补肾阳、鼓舞肾气，变为滋补肾阴的主方。

（2）药物相同、药量加减的变化

如：小承气汤：大黄四两、枳实三枚、厚朴二两。主治阳明腑实，大便秘结，潮热谵语，目的在于泄热。

厚朴三物汤：大黄四两、枳实五枚、厚朴八两。主治腹部胀满，大便秘结，目的在于除胀满。

厚朴大黄汤：大黄六两、枳实四枚、厚朴一尺。主治水饮停于胸胁，目的在于开胸泄饮。

以上三方，药物相同，只是用量不同，作用亦异，方名亦变。（注：这里药量仍用古代原方度量衡的标准，借以说明问

诊余漫话

149

题）

（3）药物相同，炮制方法不同的变化

如：小半夏汤：半夏、生姜。功用：治痰湿引起的呕吐。

生姜半夏汤：半夏、生姜汁。功用：治痰湿呕吐，但作用更快。

半夏干姜汤：半夏、干姜。功用：治胃寒吐涎沫。

以上三方，由于药物的炮制不同，作用亦异，可见方剂的名称，记住记不住，还是次要的，主要在于药物的炮制和性能。

（4）在主证未变的情况下，成方中药物加减变化

如：四君子汤：人参、白术、茯苓、甘草。功用：健脾益气。

苓桂术甘汤：桂枝、茯苓、白术、甘草。功用：健脾渗湿，温化痰饮。

理中汤：人参、炮姜、白术、甘草。功用：健脾补气，温中祛寒。

以上三方，所谓主证未变者，即都有明显的脾胃气虚的共同主证，故均以四君子汤为基础，加以化裁。

（5）在主证已变的情况下，成方中的药物加减变化

如：桂枝汤：桂枝、芍药、甘草、生姜、大枣。功用：解肌发表，调和营卫。

小建中汤：饴糖、桂枝、芍药、甘草、生姜、大枣。功用：治中焦虚寒腹痛。

黄芪桂枝五物汤：黄芪、桂枝、芍药、生姜、大枣。功用：治血虚肌肤麻痹。

以上三方，所谓主证已变者，即各有明显的不同主证：一为发热汗出，一为虚寒腹痛，一为肌肤麻痹。但病机都与营卫不和有关，故都取桂枝汤为基础，加以变化。

上述五种方剂变化规律，可以体会到方剂的组成是有一定

原则的，虽然变化多端，总不离证与药两个方面，理解了这些，学习方剂就不会茫无头绪了。

（二）关于临床选用适当方剂的问题

首先要明确，什么是适当不适当的标准？实质是选方对证不对证的问题。对证不对证不是凭主观的判断，而是看是否符合客观的病机。病机是疾病过程中病邪、病变部位、病理性质和正邪斗争形势等各方面的概括。临床上常常有症状相同而病机不同，用药就不一样，如果只看表面上的症状，而不理解其本质的病机，效果往往不佳。现举《金匮·痰饮咳嗽篇》一例说明："夫短气有微饮，当从小便去之。苓桂术甘汤主之，肾气丸亦主之。"为什么同样的症状，会有两个不同的主方呢？

苓桂术甘汤（药物组成见前），主治中焦阳虚，脾失健运，气不化水，聚湿成饮。症见短气咳嗽，是痰饮上凌心肺所引起。方中都是温运脾阳、渗湿之品，故知其病机在脾。

金匮肾气丸（药物组成见前），主治肾阳不足，不能化水，以致水泛为痰（饮），上凌心肺，故亦有短气咳嗽。方中六味药是壮水之品，加桂、附补水中之火，以鼓舞肾气，故知其病机在肾。

再举大承气汤为例（药物：大黄、厚朴、枳实、芒硝），本方主治阳明腑实证，临床上对胃肠燥结、大便不通和热结旁流、下利清水臭秽两症都可选用。但一个是大便不通，一个是下泻清秽，不通与下泻是两种相反的病证，为什么都可选用大承气汤呢？因为大承气汤的作用，是峻下热结。这两个不同的病证，病机都是里热内结，都须攻下祛邪，所以都可选用。

中医学里有"同病异治"和"异病同治"的说法，就是这个道理。关键问题在于辨证，主要是现象与本质的问题，这个问题解决了，选方适当不适当，也就不会成为问题了。

（三）关于要背诵多少方剂的问题

我认为要解决背方多少的问题，单纯从数字上去解答，等于永远无法解决，因为数字多少是很难定出标准的。试以内科六十种常见病来说，平均每一种病，都列举三四个方子，这就两百个方子了。再加上传染病、妇科、儿科、五官科、皮肤外伤科等，每科暂以一百个方子计算，也要五百个方子。二百加五百，已经是七百个方子了。记忆力最强的人，恐怕也难背熟，纵使能背七百方，也只占中医方剂百分之一，如《普济方》就有六万余方。背方如果不理解方剂的精神实质，也是背死方子，没有作用的。古代的医生，并不见得都是靠死背方子来治病的。如《伤寒论》《温病条辨》等书，其中的方子除了继承前人的经验方外，大部分都是他们自己创造的，古人可以这样做，我们更应该做得到。主要是对于方剂的关键性问题，是不是已经弄懂和掌握了。

下面谈谈关键性问题：

一切疾病，不论多少种类，归纳起来，无非外感与内伤；一切疾病，不管它有多少症状，归纳起来，无非是阴、阳、表、里、寒、热、虚、实八纲。中医治病，主要目的是调整脏腑功能，不论采取多少方法，归纳起来，也不离汗、吐、下、和、温、清、补、消八个基本方法。只要我们掌握了八法，大体可以应付一切疾病了。这样说，会不会矛盾，难道八法可以代替方子吗？前面讲过，"方"是根据"法"而组成的，法只有八，有了一定的范围，便于掌握。假如在每一法中，掌握五个常用主方，八法合计才有四十个方，吃透这四十个常用主方，不是很容易吗？这样讲还会有人疑问，法只有八，怎能应付千变万化的病症呢？要知八法的应用，也是千变万化的，如汗法，就有辛温发汗、辛凉发汗、滋阴发汗、助阳发汗、燥湿发汗等等；而且八法又是互相交叉应用的，如攻补兼施、寒温并进等。我们在每一个法中掌握几个主方或代表方，把它吃透，临证时"得心应手"，便可"左右逢源，取之不尽"了。《医学心悟》里说："一法之中，八法备焉，八法之中，百法备焉……论病之情则以寒、热、虚、实、表、里、阴、阳八字统之，而论治病之方，则可以汗、吐、下、和、温、清、补、消八法尽之。"这不是很好的说明吗？

所谓主方或代表方，都是历代医家经过临床实践证明，用之有效的方剂，我们必须在每一法中，牢牢掌握它几个方子，这是最基本的东西。有了这个基本东西，然后按照病情需要，加减化裁，灵活运用，就会变出几倍的方子，这样就不愁临证时手中无方了。背方困难在于方子多，我们现在只背诵有限度的主方，而且可以应付一切疾病，这不就解决了背方多少的难题了吗？

我们在学习方剂时，已有不少的事例，可供借鉴。如四君子汤（组成药物见前）是补气主方，主要功用是健脾以补肺气，吃透了它，就可以变出许多方子。如四君子汤加陈皮、半夏，为六君子汤；六君子汤减去半夏，为五味异功散；六君子汤再加木香、砂仁，为香砂六君子汤；四君子汤加四物汤为八珍汤；八珍汤再加黄芪、肉桂，为十全大补汤；十全大补汤去川芎加五味子、远志、陈皮，为人参养荣汤等。不管方名怎么改变，药物如何加减，只要认清它的法：属于补法，补气主方是四君子汤，补血主方是四物汤，从这两个基本方，配合加减，变成许多不同的气血双补方剂。但还要理解它的病机，是脾胃虚弱以致气血不足，这是主要的关键，所为吃透方剂，就是理解它的精神实质，不为它的变化所迷惑，这才是真正解决学习方剂的问题。

还须指出，应用成方；并不是一成不变的，应该随着病情的变化、体质的强弱、男女老幼，以及生活习惯、居处环境不同，灵活地予以加减运用，只有这样，才能做到"师其法而不泥其方"。

　　至于自己组方，我看不是不能办到的，只要掌握了病机，确定了治法，参照组方的原则、组合的方式，选用适当的药物，就可以自己组方了。但初学者，必须先熟悉掌握一些习用的配伍小方及八法中的一些常用主方，不断实践，自己组方就不会困难了。

　　最后选附小方一百例及主方四十首，以供参考（另列于后，以例阅览）。

附1　两味药配伍常用小方100例

治法	药物的配伍	小方名称	主要功用
汗	葱白、豆豉	葱豉汤	通阳发汗
	荆芥、防风	荆防散	发热风寒
	羌活、羌芎	羌芎散	祛风止痛
吐	瓜蒂、赤小豆	瓜蒂散	涌吐痰食
下	葶苈、大枣	葶苈大枣汤	治肺水肿
	大黄、甘草	大黄甘草汤	治便秘呕吐
	朱砂、芦荟	更衣丸	清热润肠
	半夏、硫黄	半硫丸	治虚冷便秘
	大黄、芒硝		泻里热内结
和	吴茱萸、黄连	左金丸	平肝制酸
	肉桂、黄连	交泰丸	治心肾不交
	干姜、黄连		治胸中寒热邪结
	栀子、豆豉	栀子豉汤	治胸中懊
	半夏、麻黄	半夏麻黄汤	治喘而呕者
	芍药、甘草	芍药甘草汤	治腹痛里急
	柴胡、白芍		舒肝和胃
	枳实、竹茹		和胃止呕
	生姜、红枣		调和气血
	桂枝、白芍		治腹痛挛痛

温	甘草、干姜	甘草干姜汤	温中散寒
	黄芪、附子	芪附汤	回阳固表
	补骨脂、肉豆蔻	二神丸	治脾肾寒泻
	薏米、附子	薏米附子汤	通阳利气
	人参、附子	参附汤	回阳救脱
	干姜、附子	干姜附子汤	治心腹寒冷
	附子、肉桂	附桂汤	温补命火
清	银花、连翘		清热解毒
	知母、黄柏		清下焦湿热
	大黄、黄连		治口舌生疮
	知母、贝母	二母丸	治肺热久嗽
	柴胡、黄芩		清肝胆热
	桑叶、菊花		清头目风热
	桑白皮、地骨皮		清泻肺热
	青蒿、鳖甲	青蒿鳖甲煎	治虚热骨蒸
	丹皮、栀子		能清血热
	石膏、甘草		清血和中
	川芎、石膏		治实热上逆头痛
补	黄芪、人参	玉屑丸	补益肺脾
	女贞子、旱莲草	二至丸	补肾阴
	枸杞、菊花		养肝明目
	山药、扁豆		补脾止泻
	杜仲、续断	杜仲丸	治肾虚腰酸
	鹿角、龟板		治妊娠胎动腰酸
	天冬、麦冬	二冬膏	清补肺肾
	当归、黄芪	补血汤	补血
	人参、花粉	参花散	治久咳气喘
	苍术、熟地	补虚明目丸	治眼目昏花

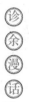

	枳实、白术	枳术丸	健胃消痞
消	三棱、莪术	莪棱丸	消坚化癥
	陈皮、藿香	藿香陈皮饮	霍乱吐泻
	神曲、山楂		消肉食积滞
安神	朱砂、磁石	磁朱丸	重镇安神
	枣仁、远志		宁心安神
固涩	芡实、金樱子	水陆二仙丹	治遗精
	赤石脂、禹余粮	赤石脂禹余粮汤	固涩大肠
	黄芪、熟附	黄芪熟附汤	治卫阳不固汗出
	龙骨、牡蛎	龙牡散	能涩精止汗
	合乌药、益智仁	缩泉丸	治小便频数
理气	天麻、川芎	天芎散	虚风头痛
	乳香、没药		活血止痛
	木香、砂仁		理气止胃痛
	高良姜、香附	良附丸	温中止痛
	木香、槟榔		止痛宽肠
	豆蔻、砂仁		理气健脾胃
	元胡、金铃子	金铃子散	治腹痛
	木香、黄连	香连丸	治赤白痢
	香附、乌药	青囊丸	治一切气痛
	丁香、柿蒂		止胃寒呃逆
	茅根、茅芦	茅芦根煎	止热呃
	旋覆花、代赭石	旋覆赭石汤	治呃逆噫气
	生姜、竹茹		止呕吐
	生姜、陈皮	橘皮汤	止寒呕
	升麻、柴胡		升提中气

	桑叶、黑芝麻	桑麻丸	治肝阳头晕
理气	枳实、白芍	枳芍散	腹痛烦满呕吐下利
理血	地榆、槐花		痔疮下血
	阿胶、艾叶	胶艾汤	妇女出血诸症
	桃仁、红花		行血通经
	荆芥炭、槐花		痔漏
	赤小豆、当归	赤小豆当归散	大便下血
	蒲黄、五灵脂	失笑散	祛瘀止痛
	当归、川芎	佛手散	行血活血
	当归、白术		能养血
	当归、大黄	当归导滞散	瘀血在内胸腹胀满
治风祛湿	白矾、皂角	稀涎散	痰盛气闭
	苍术、黄柏	二妙散	湿热成痿
	滑石、甘草	六一散	清暑利湿
	苍术、厚朴		逐除湿浊
	香薷、扁豆	香薷散	治暑湿
	白鲜皮、茵陈蒿	白鲜皮汤	治黄疸
润燥	乌梅、甘草		生津止渴
	百合、款冬花	百花膏	痰中带血
祛痰	杏仁、贝母		化痰止咳
	陈皮、半夏		化痰湿
	常山、草果	常山草果丸	治疟
	青黛、蛤粉	黛蛤散	寒热痰咳
驱虫	乌梅、川椒	杀虫丸	驱蛔虫、蛲虫
	槟榔、南瓜子		治绦虫
开窍	菖蒲、郁金		开窍
	皂荚、半夏	开关散	开窍通关

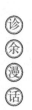

157

注：小方名称栏内无方名者，为常用习惯配伍之药。

常用二味药物的配合，并不限此一百例，如人参配蛤蚧，补骨脂配菟丝子，生地配玄参等等例子尚多，学者可注意收集记诵，并在此二味配合的基础上适当加入一味或二味药，便可成一方剂，如生地与玄参再加麦冬便成增液汤，补骨脂与菟丝子再加胡桃肉，便成为补骨脂丸，又如茯苓与白术再配入桂枝与甘草，便成苓桂术甘汤等，由此可知，二味药配伍是组方的主要基础，必须熟练掌握，才可运用自如。

附2 常用主方40首

治法	方 名	功 用
汗法	麻黄汤	发散风寒主方
	桂枝汤	调和营卫主方
	银翘散	风温初起主方
吐法	瓜蒂散	催吐主方
下法	大承气汤	攻下主方
	十枣汤	泻水主方
和法	小柴胡汤	和解主方
	逍遥散	疏肝主方
温法	四逆汤	回阳主方
清法	白虎汤	清热主方
	香薷饮	清暑主方
	黄连解毒汤	泻火主方
	三仁汤	清化湿热主方
	普济消毒饮	清瘟毒主方
	清骨散	清虚热主方
补法	四君子汤	补气主方
	四物汤	养血主方
	六味地黄丸	养阴主方
	补中益气汤	升提主方

消法	保和丸	消食主方
	木香槟榔丸	导滞主方
安神	天王补心丹	安神主方
固涩	牡蛎散	固表主方
	诃子散	涩肠主方
	固精丸	固精主方
理气	越鞠丸	解郁主方
	七气汤	行气主方
理血	温经汤	调经主方
	桃仁承气汤	祛瘀主方
	十灰散	止血主方
治风	小活络丹	活络主方
祛湿	五苓散	利湿主方
	平胃散	化湿主方
润燥	琼玉膏	润燥主方
	五仁丸	润肠主方
祛痰	二陈汤	除痰主方
	清气化痰丸	清痰热主方
	三子养亲汤	平痰喘主方
开窍	牛黄清心丸	开窍主方
驱虫	化虫丸	杀虫主方

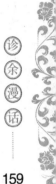

159

注：常用主要方剂，并不限此四十方，但为初学入门方便，先深刻理解这四十方的组成和运用，然后再学习其他方剂，便易于领悟了。

外感发热的病机探讨

发热是临床最常见的症状之一，外感、内伤都有发热的可能，但它不是一种独立的疾病。所以不能单纯以发热为治疗的根据，必须结合其他的证候，具体分析，才能作出适当的处理。发热既然不是一种独立的疾病，为什么要单独提出探讨？正因为它是一种常见的证候，而且具有重要的鉴别诊断意义，又因为它的牵涉范围比较广泛，如能深刻理解，对治疗是有重大意义的。

1. 中医对体温正常与反常的认识

所谓体温正常，即机体产热与散热功能正常。按中医理论来说：体温属卫气功能的一部分，卫气来源于津液。《灵枢·本脏》说："卫气者，所以温分肉、充皮肤、肥腠理、司开阖者也。"《脾胃论》说："五脏受气于六腑，六腑受气于胃，胃气和平，营气上升，始生温热。"这都说明体内的卫气，是由营养物质气化而来，敷布于体表肌肉，以控制汗腺开合等方式，维护着体温的正常。

体温的变化与内脏功能密切相关，它的产生与敷布有赖脾、胃和三焦的功能，它的调节则依赖心、肾两脏的功能活动。脾胃有生化津液之功能，三焦有宣通津液的作用，又是体液运行的途径。津与液有时是混称的，但在体内的作用又有区别。津因清而稀，故可随三焦之气与卫气出入于分肉腠理之间，起滋润肌肤的作用；故津与卫气是相依相存的。液因浊而稠，不能随气往返于肌肤之间，而流行于筋骨关节之中，起着滑利关节、濡养空窍等作用；故液不与卫气发生直接关系。

饮食所化的水谷精微，一部分化生气血，用以维持机体的生命活动，并在气化过程中，产生热量，温暖全身；另一部分贮藏于肾中备用，当机体活动量增加时，则动用肾中贮存的精微，以补充能量的消耗。

机体活动量增加时，气血活动亦旺盛，精微气化亦多，所以人体热量增加，这时引起心阳和卫气的亢奋，于是在心阳蒸动下，卫气的活动加强，毛孔开放，肌腠放松，而排出汗液，以达散热的目的。心阳管制排汗，以调节体温，故有"汗为心液"之说，也说明体温调节，主要靠心肾两脏。

但是，体温的恒定，还要取决于人体内部的阴阳平衡和人体与外界环境间的阴阳平衡，这两种平衡又是彼此影响，相互制约的，这是一种动态的平衡。这种平衡的实现，主要靠机体的调节机能，如外界阳气盛（温度高），体内产热就少，消耗精微相对也少，另一面散温多，出汗多，而尿则少；如外界阴气盛（温度低），体内产热就多，精微消耗相对也多，另一面散温少，出汗亦少，而尿则多。这说明内因与外因取得统一，体温亦可保持正常。以上所述是体温正常的生理情况。

人体适应外界的寒热变化是有一定限度的。如果外界气温变化太快或太剧烈，超过了人体的适应机能时，就将失去寒热平衡的关系，而发生疾病。这种疾病的发生，多有发热。中医称为"外感热病"。当然，体内适应功能不强，是很关键的。故有"邪之所凑，其气必虚"之说。如果人体内某些脏腑功能失调，影响到营卫、气血的不调或不足，也会产生发热，中医称为"内伤发热"。以上就是体温反常的病理现象。

2. 中医对发热的分型

中医将发热分为外感与内伤两大类。其主要特征是：外感发热多是急骤产生，内伤发热多是徐缓产生，外感发热多是热度较高，内伤发热多是热象不剧，外感发热多是短暂的，内伤发热多是持续的。下面着重讨论外感发热的类型。

外感为六淫所伤。六淫分阴阳，寒与湿属阴邪，又称寒邪；风、暑、燥、火属阳邪，又叫温邪。凡感受寒邪者，谓之伤寒；感受温邪者，谓之温病。素体阳盛阴虚者，感邪后多从热化；素体阳虚阴盛者，感邪后多从寒化。这说明体质与外邪是有关系的。

（1）伤寒病热型分为三种：

太阳病：发热恶寒。

阳明病：发热，不恶寒、反恶热。

少阳病：寒热往来。

（2）温病热型分为四种：

卫分：发热，微恶寒。

气分：发热，不恶寒、反恶热。

营分：高热而夜甚。

血分：昼降夜高。

以上所有发热，虽有分型，但都是正邪斗争的反映，医者根据其表现于外的热型，来研究其病理本质。故热型只能作为鉴别诊断的一项依据。

3. 中医对发热病机的认识

人体对于气候的变化，具有调节之机能，从冬至夏，寒来暑往，人体为适应环境，或开放毛窍以泄汗，或收缩肌肤以保温，所以保持其常温，不使外邪侵入。故有"正气存内，邪不可干"之语。若其调节机能有所障碍，则虽遇六气轻微之变，亦可致病。是以六淫为感冒之诱因，而诱因之得以成立，在于调节机能，未能应变之咎。故此说："邪之所凑，其气必虚。"

中医对于伤寒，说是邪从皮毛而入；对于温病，说是邪从口鼻而入。所谓从皮毛而入，是由于寒为阴邪、寒性收敛，寒邪伤人之后，使人毛孔闭塞，不能发汗及散温，体内温热无法外泄，致卫气集于肌表，故现肌肤发热。此时体外温度不变，体内温度增高，相形之下，感到体外温度偏低，灼热益甚，越觉肌表寒冷，故病人欲加衣御寒。解决这种矛盾，只有用辛温之药，使毛孔开放，里热外透，这种方法叫作解表。毛孔能恢复正常散温，就不发热了。

所谓温邪从口鼻而入，这是从"温邪上受，首先犯肺"的说法而来。因为发热之后，并不恶寒，或时有汗出。这说明不是毛孔闭塞。温邪性热，伤人之后，多有口干、咽痛、咳嗽等症状，口干、咽痛、咳嗽都是温邪犯肺所致。肺主皮毛，肺中郁热，从毛孔散出，故有汗出，但肺热未除，温热散出以后，还继续产生，所以有一面发热，一面出汗的症状。因为温病多有肺系的疾患现象，故说邪从口鼻而入肺。解决这一矛盾，就是要一面清肺热，一面散温，故要用辛凉之药，肺热一平，就不发热了。

4. 中医对发热的治疗原则

我们知道，发热不是一种病，而是某一种病的一种症状，故不能单纯为除热而除热。应当找出它的病因，病因一除，发热也就解决了。但是病因有的虽然相同，而在不同体质的人体上，反映出的病情也不一样。中医治病，主要是调节人体的阴阳平衡，由于人体有偏虚、偏实、偏寒、偏热的不同。因此调整的方法也就多样化了。常见的退热方法有：

辛温退热法：如麻黄汤、香苏饮等。

辛凉退热法：如银翘散、桑菊饮等。

清气退热法：如白虎汤等。

和解退热法：如小柴胡汤等。

攻下退热法：如小承气汤等。

清营解毒退热法：如清营汤、清宫汤等。

清热化湿退热法：如三仁汤、三石汤等。

表里双解退热法：如三黄石膏汤、防风通圣散等。

以上只是举其大概，由此可以看出，中医治疗原则，在于调整人体气血、阴阳、脏腑功能的失调。退热之法，名为退热，实系去其病因，一切疾病，莫不如此。

总之，退热要全面了解发热的原因，然后针对主要原因去治疗。所以才有上述各种不同的退热方法。现在有许多发热病，虽然用科学仪器或检验找出病源，但中医还是要根据整体来辨证施治，这就是中医学的特点。

163

【小结】

发热既然不是一个病，而是一个症状，也就不能以发热为治疗的唯一依据，所以对于发热，必须全盘了解，才有方向可寻。但发热仍不失其重要性，因为作为人体内的正邪斗争，从发热的情况，可以作为疾病进退的判断，这就是对于发热探讨的意义。

治阳虚夹湿痼疾

陈某，男，54岁，福清市人，曾在南洋经商，体格魁梧，精神奕奕，外貌似极健康，仅言语音韵低微，登楼或远行，则有气喘之象。

自诉在海外三十余年，向少疾患。唯近十年来，常自汗出甚则衣服湿，且极畏风，汗愈多而恶风愈甚。偶食生冷，便有饱闷之感。浑身无力，而腰脚尤为酸软无力，时而行走欲仆，步履维艰。经西医检查，未明病因，试用中药（药物未详），亦未见效。现因归国之便，拟再就诊于中医，以期解此痼疾。余因受门人之介，允为一试。

时值盛夏，见其犹着重衫，诊其脉微弱而濡，两尺尤微，舌淡苔白而滑腻，触诊腰腹膝脚，均无异状。细询以往生活，则知席丰履厚，素有断伤，年及五十，真火已衰，遂有下元虚冷之候。阳虚于外，而成自汗恶风；阴寒内盛，凝滞经络，以致腰酸脚软，步履艰难。因师丹溪虎潜丸意，并重用附子、肉苁蓉、补骨脂、苍白术之类，以温肾燥湿。投之十数剂，而汗止步履轻松，十载沉疴，一朝尽脱。

盖此证因由阳虚，但未至于衰败，湿滞亦未至痹着，所以阳和所煦，阴冷为消也。

月经病的辨证规律和选方用药方法

中医学对妇女月经病的治疗，积累了不少宝贵经验，值得我们继续发掘，加以整理提高，以便为妇女保健作出贡献。

现在将月经病辨证规律和选方用药的方法，作一些探讨，以供临证时参考。

1. 月经病的种类

常见的月经病，有以下八种：①月经先期（提前）；②月经后期（推迟）；③月经无定期（前后无定期）；④月经过多（量多）；⑤月经过少（量少）；⑥闭经；⑦崩漏（崩是突然大量涌出，漏是淋漓不尽）；⑧痛经。

2. 月经病的鉴别

可从以下四个方面辨别寒热虚实：

（1）以时间来辨别，如：

先期属血热、气虚（气不摄血）。

后期属血虚、气滞（多伴有腹痛）。

不定期有的属虚，有的属实（肝实肾虚）。

（2）以质量来辨别，如：

量多属血热、气虚。

量少属血虚、气滞（血瘀）。闭经同。

血块多属气滞（血凝）。

清稀多属虚寒。

稠黏多属血虚、血热。

崩漏属血热、气虚。

（3）以颜色来辨别，如：

鲜红多属血热。

淡红多属虚寒。

暗紫有的属寒，有的属热。

（4）以腹痛来辨别，如：

经前腹痛为气滞多实。

经中腹痛为血瘀、气滞多实。

经后腹痛多为气血两虚。

但腹痛情况，又有区别，如：喜按为虚，拒按为实；喜热为寒，喜凉为热；隐隐为虚，绞痛为寒；刺痛为血瘀，胀痛为气滞。

以上是从四个方面分别辨认，但在临证时，应综合四个方面情况来鉴别，才算全面。如：

月经先期有量多、色深红、质稠者，多为血热（还要结合舌脉、整体状况，下同）。

月经先期有量多、色淡、质清稀者，多为气虚。

月经后期有量少、色淡者，多为血虚。

月经后期有量少、色暗、腹痛者，多为气滞。

月经先后无定期、有量少、色淡，伴腰痛者，多属肾虚。

月经先后无定期、量多，或量少，小腹胀痛，伴胁痛者，多属肝郁。

月经过多、色淡、质稀者，为气虚。

月经过多、色鲜红、质稠者，为血热。

月经过少、色淡、质稀者，为血虚。

月经过少、色暗、夹血块者，为血瘀气滞。

闭经是从量少而逐渐闭的，多为血虚或气滞。

闭经是突然经闭，多为大病后或过受寒凉所致（妊娠除外）。

崩漏是由量多逐渐形成的，多为血热或气虚。

痛经多为气滞（不通则痛）。

3. 月经病的治疗原则

（1）月经属于血的范畴，血与气关系密切，所以治疗月经病，首先是调气血。

（2）气血来源于脾胃，追溯到根本上，欲使气旺血足，关键在脾胃，故调气血，必须和脾胃。

（3）月经病与冲任两脉有关，冲为血海，任主胞胎，而冲任隶属于肝肾，气滞血凝，多由肝郁；肾主二阴，又统八脉，治脾也要治肾，治肝也要治肾，故调气血，和脾胃，都要理肝肾。

总的来说，和脾胃，理肝肾，都是为了调气血。这三个原则，对妇科其他病，也都适用。但是在临床上，要看具体情况，并不一定三个原则同时都要用上。

4. 月经病的常用方剂

先期选方：先期汤、丹栀逍遥散、归脾汤、清经汤。

后期选方：过期饮、温经汤、人参养荣汤、七制香附丸。

不定期选方：定期饮、逍遥散、固阴煎。

量多选方：固经饮、举元煎。

量少选方：养血调经饮、人参滋血汤。

痛经选方：调经止痛饮、血府逐瘀汤、调肝汤、三才大补丸。

闭经选方：通瘀煎、小营煎、参苓白术散、乌药散。

崩漏选方：清热固经汤、逐瘀止崩汤。

以上仅举出一般常用的二十五个方名，以供参考，并非以此为限。药物从略，因这些方剂在妇科学里都能查到。

5. 临床辨证选方的研究

中医治病，贵在辨证，证能辨得准确，就知道用什么法，该选什么方药，所以有理、法、方、药的关系。如果只知道症状，没有详细鉴别诊断，单纯凭几个成方来治病，治好了也说不出所以然，治不好也无从下手改进，这是非常被动的。何况成方不可能都符合具体病证的需要，须加减应用，所以要强调从原则上来认识，才能变被动为主动的。

现试举几个病例，来研究如何选方用药。

（1）血热月经先期例（月经提前来潮）

症状：体质壮实，月经量多、色红、质稠，伴有面色潮红，心烦口渴（或有低烧或小便黄），脉数有力，苔薄微黄。

诊断：血热实证。

治法：清热凉血，佐以养阴。

选方：先期汤（选用成方，多选此方）。方药如下：

生地，当归，白芍，川芎，黄柏，知母，黄连，黄芩，阿胶，艾叶，香附，甘草。

这个方子来看，是四物汤合泻心汤加味组成的。我们知道，选一主方加减，要根据病情，不是随便加减几味药就完事了，所加减的药物，也要仔细斟酌，才能恰当。从脏腑辨证来严格衡量，这个先期汤，对这个病例，不是十分妥当，因为证属血热，方中凉血之药不足，泻火之药太重，苦寒太过，有伤气血之嫌。因此，完全可以打破这框框，另组一个较为适当的方子。

我们也用四物汤为基础，试试看如何加减为妥。本证病因是血热，致使迫血先期，针对之药，应先凉血，凡是对血热不利的药，均应免去。四物汤中的当归、川芎均属辛温之品，对血热不宜，应该去掉。若论凉血之药，以黑栀子为首选，栀子配黄芩，能清热凉血，配香附能引热下行。此病是热积胞宫，再加枳壳引入胞宫。但热积胞宫是由冲任而来，其源实由肝肾。肝肾受热，其阴必伤，再用玄参、生地养肝肾之阴，以清其源，养肝肾即所以滋冲任。又取白芍入肝，祛血分之热；白芍合甘草，酸甘化阴，可平肝火；白芍又能收敛，不使出血过多。至于心肾方面，因非主要矛盾，仅取茯苓合甘草以宁心、和中。如此全面照顾，达到清热凉血，佐以养阴的目的。至于药量方面，血热为标，标急药量宜重；养阴为本，本缓药量宜轻。热去血即平，阴足热不生，病源既除，热亦不生。

现将自组方药列述如下：

黄芩，黑栀子，玄参，生地，白芍，茯苓，甘草，枳壳，制香附。

再以治疗三原则来研究，是否符合。

从调气血方面来说：有香附之调气；黄芩、黑栀、生地、白芍之调血。

从理肝肾方面来说：有玄参、生地、白芍以养肝肾。

脾无明显症状，故不须调整。

本方与套用先期汤比较，应该可以说较为对症。

（2）肝郁化热月经先期例

症状：月经色红或紫，量忽多忽少，或夹瘀块，乳房、胸胁、少腹胀痛，烦躁易怒。脉弦数，舌质红少苔。

诊断：肝郁化火，热扰冲任。

治法：疏肝理气，清热凉血。

选方：丹栀逍遥散（选用成方多用此方）。方药如下：

柴胡，当归，白芍，白术，茯苓，甘草，丹皮，栀子（成方中有煨姜、薄荷少许）。

丹栀逍遥散是疏肝清热的常用方，对肝郁化火之证，常被选用。但成方总有其局限性，不可能针对每一个具体病症都适合，故再以四物汤为基础，试拟一个对本证更适合的方子。

本证有胸胁、乳房、少腹胀痛，均为肝经循行部位，为肝郁气滞，又兼有热象，因此两者均须兼顾。四物汤中，芎、归入血行气，地、芍入血凉血（熟地改为生地），则四味均可选用，但嫌清热不足，散郁也不足，应加丹皮、黑栀、柴胡、香附，以散郁凉血。根据脏腑相关理论，肝气横逆，必然影响脾胃（见肝之病，必先实脾），又须加白术、茯苓、甘草以扶脾。最后再以枳壳引入胞宫。则组成之方如下：

当归，川芎，生地，白芍，丹皮，黑栀，柴胡，香附，白术，茯苓，甘草，枳壳。

再以丹栀逍遥散对照，可以看出，自组之方多川芎、香附，疏肝行气之力较强，又多生地加重凉血作用，这样，针对性就更强了。

（3）气虚量多月经先期例

症状：月经量多，色淡，质稀，纳谷不佳，倦怠无力，气短心悸，少腹有空坠感。脉虚大，舌质淡，苔薄润。

诊断：中气不足，冲任不摄。

治法：补气固摄。

选方：归脾汤（选成方多以此方为主）。方药如下：

黄芪，当归，党参，白术，茯神，甘草，远志，木香，酸枣仁，龙眼肉。

对本证也试拟一方，看看是否还有更适用的方剂。本例重点在于气虚，气虚血亦不足，故有倦怠、气短、心悸、舌淡之象。气血来源于脾胃，则组方应以四物汤合四君子汤为基础，加以化裁。本证属虚与寒，四物汤中的白芍，性属酸寒，川芎过于行窜，都虚寒不宜，均应去掉。补气加黄芪，黄芪配当归、熟地，能补血养血，再加芡实、莲须，以固冲任，并入香附以防气滞，加枳壳引入胞宫，以达到补气固摄目的。组方如下：

当归，熟地，党参，白术，茯苓，甘草，黄芪，芡实，莲须，香附，枳壳。

再与归脾汤比较，可以看出归脾汤的作用，着重心脾，故选药多取茯神、远志、枣仁、龙眼肉之类，对于本证，有补心脾有余，固冲任不足之嫌。

从以上两例来看，自组方剂，比没有加减地用成方更切实用，也符合治疗原则。最大好处，是对病情有深刻的了解。治好治不好，都能说出道理，这样就主动的多了。

最后还须指出，为什么以上三例，都取四物汤为主方，在它的基础上予以加减呢？因为血证主要是血虚与血滞，而气血又有密切关系。血之所以虚，是由肝肾之阴不足所致。气血来源于脾胃，饮食所化精微，除输送到心肺外，也输送一部分到肝，以备各脏器不时之需，故云肝藏血。肝肾之阴，即是血之前身，况肝肾又与冲任二脉有关。地、芍入肝肾，以滋肝阴，故称血中血药。血之所以滞，为气不通行之故。归、芎辛窜走散，能入血行气，故称血中气药。气滞能通，血虚能补，血证中的主要问题都可得到解决。尤其妇女月经病，与冲、任二脉关系更大，治肝肾即所以治冲、任。故妇科血证，四物汤应作为首选，即此之故。并且在四物汤歌诀中，有"血家百病此方通"之句，可见其应用之广。

妙用三七

三七，又名参三七、滇七、田七等。始载于《本草纲目》，为五加科多年生草本植物三七的干燥根。产于云南、广西等地。其味甘、微苦，性温，入肝、胃经。具有化瘀止血，消肿镇痛的功效。因其有良好的止血、活血、行瘀作用，故对人体各种出血症均可应用，尤其对出血而有瘀滞者，更为适用。单用或配他药均可。

三七用于临床以来，深受医家重视，视为伤科要药，极负盛名的"云南白药"，即以之为主药。近代在活血化瘀理论指导下，又常用于冠心病、高脂血症、肝肿大、肝硬化、血管硬化等方面，都取得较好疗效。本人对三七的药用价值十分欣赏，认为是血分疾病的难得良药。其别名参三七，除了说明形态为五加科极类人参外，还具有补益的作用，余业师曾有熟制三七服法，临床用于补血，效果颇著，现将其用法介绍如下：

将田七浸泡于清水中，一二日后取出切成薄片，风干或晒干，或用干燥箱烘干。然后，另取健康鸡的肥油，文火炼成熟油，将备制的三七片置入鸡油中煎炙，以微黄为度，取出待冷，研成细末，储于密封瓶中备用。服用方法：取童子鸡1只，宰后剖腹，去其内脏，将熟田七粉15～20g，撒入腹内，加入适量清水，也可加黄酒少许，文火炖烂，即可食用。喝汤食肉，分二三次食完。又一法，取鸡蛋1枚，打成蛋花，加入熟田七粉3～5g，搅匀，炖熟食用，余用此法治血虚之证，每获良效，对虚寒体，尤为适宜。现举1例说明：黄某，女，28岁。足月怀胎，行剖腹产，娩出男婴。产后出现贫血，家属认为分娩出血过多，多进营养便可恢复。但满月后，贫血无改善，血色素为78g/L。于是用富血铁片，维生素B_6、B_{12}，叶酸等治疗，1个月后，仍未见显效。患者面色苍白，精神疲惫，心慌心悸，乏力等。经友人介绍求治于余，授以鸡蛋炖熟三七粉法，日服1次，逾月面见红润，精神大振，气力倍增。查血象血红蛋白为117g/L。可见三七既能行能守，又能攻能补，为其他药物所罕有之作用，不愧为名贵药材。产地群众称之为"金不换"，盖谓其名贵之意。熟制三七治血虚，其补血功效优于归芪，这可能与三七专入血分，再经过特别炮制有关。惜方书中未有如此提法，近几年有专家鉴定，报道了三七所含成分与人参极为相似，有三七功同人参之说，由此可知，三七能补，更有科学的依据了。

仙鹤草可发表退热

仙鹤草，原名龙牙草，别名脱力草。始载于《滇南本草》，为蔷薇科多年生草本植物龙牙草的地上部分。主产于江苏、浙江及湖北、福建等地。其味苦涩，性平，入肺、肝、脾经，有止血、止痢、杀虫等功效。因其药性平和，故为临床常用之中药，并以其收涩止血见长，广泛用于各种出血症，如咯血、吐衄、二便下血、崩漏、月经过多等。可单味应用，亦可随症配伍应用。在治痢方面，常用于慢性痢疾，或兼见出血的证候。此外，现代常用于治疟，或用于治阴道滴虫病者。本人对仙鹤草的应用，除了上述各方面外，还应用于外感发热。60年代我们参加农村巡回医疗队，在山区见民间对小儿外感发热，常取仙鹤草煎汤服之，发热即解。嗣后，余每每于发表剂中加入此药，退热效果颇佳，遂应用不辍。用法：成人每剂用干品 10～15g，或鲜品 20～30g，大剂量可用至 60g，未发现不良副作用。若用鲜品，以清水洗净，捣烂绞汁，兑入汤药中服用亦可。小儿用量酌减。此法用于老人或体弱，或有心脏病者，尤为适宜，因其退烧不出大汗，且有强心作用，可防亡阳之弊。

临证必须详慎

1959 年春，余为一江北王姓者治病。其人 33 岁，素秉阳虚，经常腹痛便溏，偶食生冷，辄病泄泻，且极易感受风寒。适患寒邪，发热恶寒头痛。诊其脉微浮，无汗，口不渴，舌被白苔，不思饮食，乃给以香苏饮少佐健运之品，嘱其服药后，温覆取微汗。

讵意患者不知医，又急于求功，自认行动如常，热退病自除，乃于服药后，又向保健室护士取退热药，亦未说明已服中药，护士遂取复方醋酸 4 片，告以先服 2 片，余俟 3 小时后再服。患者以为此乃寻常退热药，不致有碍，遂即吞服，未几乃觉恶寒甚，卧床拥重被，头痛如裂，汗出涔涔不已，人极疲惫。其妻自外归，见状，急邀余往视。

察其脉微细如缕，但节律尚匀和，神志尚清，眼不欲开，面色苍白，手足微厥。问其所以，均答以不知，寻思顷间所处方药，量亦轻微，不至如此发汗，百思不得其解。突然发现其床头有一纸包，察之，为复方阿司匹林片2粒，问所得来，乃知究竟。余曰："无伤也，此乃中西药并进，一时过汗之故。将息可愈。"嘱其取浮小麦和大米熬浓汁调葡萄糖饮之，其他药物暂停，静卧一宵，当可恢复。翌晨视之，果无恙。"临证必须详审"，诚为至理名言。

带下伤津两足痿软

陈某，女，27岁，已婚，南安县人。初由突然发冷一夜，续即发现下肢痿软，不能走动，但眠食尚可。住某医院检查治疗，未找出原因，历时半载，瘫软依然，印象为癔病。余诊其脉，微数而无力，舌尖红，舌前半无苔，后半黄厚，面白唇淡，眼有黑睚，口微渴，饮食尚可，小便正常，大便多干结，睡时多惊梦不安，肌肉萎缩，绵软无力，寸步难行。站立时亦作战栗之状。遍查以往病历，并无特殊发现。服用西药，多系镇静剂、维生素及注射肝精等，中药亦多平肝息风之类。寻思两腿足系属下焦，必与肝肾有关。细询月经及白带情况，则知未病之前，带下淋漓，色则微黄，月信时有推迟，亦偶感两足乏力。余曰：此即病之症结也。带下之物，亦人身阴液之属，久淋不已，阴液亏虚，则筋失营养，故两足不用。尤以任、带之脉，关系肝肾，肝肾两亏，则影响下焦，参合色脉，更足明证。此证历时已久，骤用滋阴、填精之品，恐湿热内蕴，更资盗粮。遂议取二妙丸先清其湿热，续用六味地黄丸，水陆二仙丹，以固精、育阴，并佐以续断、杜仲、金狗脊之类，以强壮筋骨。服药两月，带下基本消失，而两足亦渐能站立行走，唯腰酸尚未平复。此肝肾久亏之过。在此中药治疗期间，除注射肝精外，其余西药全部停用。考其收效之宏，原从整体辨证出发，若以带下之病，与两足动作无关，则失之远矣。

独树一帜的陈修园普及医学之特色

陈修园为明清一代我闽名医之一，其生平治学谨严，著作等身。现在流传的《医学三字经》《医学实在易》《时方妙用》《时方歌括》《伤寒论浅注》等十六种著作，尤为炙烩人口，因其能用通俗的语言，引人入胜，深得初学者的欢迎；更因其影响之大，对普及中医知识的作用，尤为显著，堪称为普及中医学之先锋。

陈氏著作的特点，是能由浅入深，由简及繁，所以普及面广，大江南北，穷乡僻壤，莫不知有《医学三字经》《医学实在易》者；但这只能说明陈氏著作的通俗优点之一，对于陈氏的学术与思想，并未触及。我认为陈氏之所以能以浅显之语言，来表达中医深奥的理论，是由于他对中医的理论，有精湛的造诣，才能深入浅出，返博为约。因此他所编著的书，能处处以极其精简的语言，道出医学原理，使人易于领悟，这才是陈氏医学修养超人之处。当陈氏之世，西学东进，世又竞尚时方，有喧宾夺主之虑，陈氏极力宣扬古典医学精义，以挽颓风，故有维护旧论之名，这也是陈氏思想并非完全随俗之处。

现举《时方歌括》中的两首歌诀，来说明陈氏学识非同凡响。如《神术汤》的歌诀为："术防甘草湿家尝，神术名汤得意方，自谓法超麻桂上，可知全未梦南阳。"王海藏以神术名汤，认为是他的得意之作，还自诩超过麻黄汤、桂枝汤二汤之上。陈氏批评王海藏对仲景麻桂两方的作用，全未深透理解，此说不为无因。我们知道，神术汤所治的是外感寒邪，内伤生冷而发热生病，与麻黄汤、桂枝汤两方所治外感风寒、内无湿邪而发热之病，其病因病机，各不相同，岂可混用？陈氏

明确指出"湿家尝"三字，关键在湿字上，有湿邪才是中肯。麻桂并不涉湿，怎能不分皂白，一概施用，还说什么法超麻桂之上呢？中医治病，贵在辨证，主要是辨病机，病机不同，治法选方亦异，这是中医辨证施治的特点。我们在"生脉散"条中，可看到陈氏谆谆告诫，不可惑于生脉之名，凡遇脉绝之症皆用之，因脉绝尚有阳明、少阴之分，此说可资佐证。由此可见，陈氏虽笃信经方，但对时方，则区别其优缺点，并非一概排斥，这种严谨的治学态度，值得我们学习。从这里也启发我们，学医千万不可囫囵吞枣、不求甚解，以误人命。医德医风，岂可忽视。

再从"四君子汤"歌诀来看，原句是"苓术参甘四味同，方名君子取谦冲，增来陈夏痰涎涤，再入香砂痞满通，水谷精微阴以化，阳和布护气斯充，若删半夏六君内，钱氏书中有异功"。这首歌诀，除了叙述四君子汤的药物配伍和加减应用外；最重要的是"水谷精微阴以化，阳和布护气斯充"十四个字，把四君子汤所以能补气的原理，详叙无遗了。四君子汤是补气的主方，但它的组成药物如白术、茯苓、人参、甘草，都是入脾经之药，何以不名补脾，而名补气？陈氏谓"胃气为生人之本，参术苓草，从容和缓，补中宫土气，达于上下四旁，而五脏六腑，皆以受气，故一切虚证，皆以此方为主"。寥寥数语，却将补气的道理，全盘托出。我们知道，气的来源是由水谷精微所化。水谷入胃，经胃的腐熟，然后由脾运化而达全身，这说明脾胃是气产生的主要器官。脾胃健旺，所食入的水谷，才能很好地消化与运化，所以补气，必先补脾。四君子汤中的四味药物，可以说都是补脾的，其作用就是促进脾胃功能健旺，脾阳一振，就可以把水谷精微化而成气，气足则可以布护全身，增强体质。所以四君子汤的实际作用在于补脾，补脾是从根本上来解决补气的方法。陈氏把四君子汤的作用，联系到中医基础理论上来解决补气的方法，给人启发亦大，理解亦深。像这样夹叙夹议，处处以中医理论为依据，说理深透，特点突出，可称独树一帜，与一般的汤头歌诀，不可同日而语。其用意深远，用心良苦，有裨后学，实非浅鲜。似不能专以普及为能事而目之。

今天正值陈氏诞辰二百三十一周年纪念日，我们缅怀先哲，学习他的医德和治学精神，更好地继承中医学遗产，使之发扬光大，这才是纪念陈氏的意义。

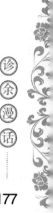

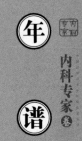

年谱

内科专家卷

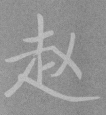

赵荣莱

1911 年 9 月　出生在福建省福州市一个教师家庭，满族。

1918 年　在福州省立第四国民小学读书。

1925 年　在福州法文专科学校读书。

1928 年　在福建经学会读书（即福建师范学校前身）。自幼打下较好的中文基本功，为以后学习中医古典医籍，奠定良好基础。

1933～1938 年　跟随前清御医后裔周良钦学习中医，孜孜五载。

1939 年　参加云南省第二届中医检定考试，获考试院颁发《考试及格证书》（医中检字第 15935 号）；又获云南省政府颁发《中医证书》。

1942 年　获云南省民政厅颁发《医药登记证》（中医字第 18 号）和云南省警务处颁发《开业执照》，在昆明市自设中医诊所。

1948 年　获福州市政府颁发《中医师开业执照》（中字第 34 号）。

1947～1952 年　在福州市自设中医诊所。道况颇不恶，医德医风，赞誉较多。

1952 年　参加福州市卫生局举办的中医进修班学习，除学习中医课程外，还学习西医课程，经考试成绩优良，获结业证书。

1952 年　为响应政府号召，作为开业中医师，率先参加公职，任省卫生厅中医科科员。

1953 年　获中华人民共和国卫生部颁发《中医师证书》（中字第 06282 号）。

1954 年　调任福建省人民医院（中医院）医务处主任。白手起家，在党委和行政领导支持下，积极筹办具有中医特色的综合性中医院，受到领导表扬。

1956 年　参加中国农工民主党。

1958 年　当选为福建省第二届人大代表。

1958 年　调任福建省中医进修学校副校长，主持教学工作，为福建培养优秀的中医人才而努力。

1958 年 5 月　对中医医疗教育作出较大贡献，荣获卫生部颁发的"继承发扬祖国医学"金质奖章和奖状。

1958 年 8 月　调任福建省中医学院教务长，在党委领导下，积极学习业务知识，认真走访有关院校领导和专家，结合中医特色，参与制定一系列规章制度、教学计划、实验课程和临床实习纲要，填补福建中医高等教育的空白，为培养中医高层次人才而努力。

1962 ～ 1966 年　荣任农工党福建省第三届委员会委员、常委。

1963 年　在学院党委领导下，主编《中医基础学》，由福建人民出版社出版。该书将深奥的《内经》《难经》等古典医著，编写成通俗易懂的高等中医院校教材，当时能全面阐述基础理论的教材为数不多，受到卫生部表扬。对此，卫生部委托福建中医学院举办一期全国中医高等院校中医基础学师资进修班，为福建中医学院赢得荣誉。

1964 年　当选为福建省第三届人大代表。

1966 年　在"文革"期间，赵老虽受到不公正待遇，仍关心中医事业的发展。适逢中医学院院址搬迁，他参加劳动，将学院图书馆中医古籍的孤本、善本、绝本尽可能整理出来，保存起来，这对福建中医教育是有一定贡献的。

1970 年　调任福建医科大学中医系系副主任。

1978 年　调任福建中医学院副院长。同年被确定为全国中医界首批教授。担任《内经》《中医基础学》《内科》等课程教学，并在临床带教，全身心投入医疗、教学、科研工作，为中医学院"文革"后复办，做了大量有益工作。

1979 年　任中华全国中医学会理事。

1979 年　任中华全国中医学会福建分会副会长兼秘书长。

1979 年　任中华医学会福建分会副会长。

1980 年　光荣加入中国共产党。

1980～1984 年　荣任农工党福建省第四届委员会委员、常委。

1982 年　兼任福建中医学院附属人民医院院长。"文革"后复办的附属人民医院，条件简陋，赵老团结全院医务人员，在学院党委和医院党委领导下，迎着困难，大胆开门应诊，用一颗为病人负责的心，不断完善医疗条件，提高技术水平，为把附属人民医院建成现代化中医院而努力。

1982 年　任中央卫生部高等中医院校中医药教材编审委员会委员，兼任中医内科组副组长。此后，常参加全国高等医药院校教材编写工作。

1983 年　荣任政协福建省第五届委员会委员、常委。

1983 年　被福建省政府聘为福建省教授、副教授职称评定委员会委员，兼中医组组长。

1983 年　受聘为厦门大学海外函授学院客座教授。

1984 年　受聘为福建省卫生厅学术委员会委员。

1984 年　参编《著名中医学家的学术经验》（湖南科技出版社出版）。

1984～1988 年　荣任农工党福建省第五届委员会委员、常委。

1985 年　被聘为福建中医学院首批硕士研究生导师，为中医培养高层次技术人才做出自己的贡献。

1985 年　福建召开振兴中医大会，赵老在增设中医医疗机构，加速培养人才和名老中医学术继承等方面，提出许多宝贵意见，引起大会的重视，一些意见被收到省政府有关文件中。

1985 年 9 月　在教师节荣获福建省政府颁发的"从医执

教 30 年"荣誉证书和奖状。

1985 年　被聘为福建省政府科学技术发展规划编制工作委员会委员。

1985 年　受聘为光明中医函授大学顾问。

1986 年　参加编写国家教委提议的《高等中医院校教学参考丛书·中医内科学》部分内容（人民卫生出版社出版），此书获国家教委特别奖。

1987 年　参编《中国医学百科全书》中医内科学部分内容（上海科技出版社出版）。

1990 年　参编《中国现代名中医医案精华》（北京出版社出版）。

1991～1994 年　经国家人事部、卫生部和中医药管理局确定为全国首批 500 名名老中医传带学术继承人导师，其学术继承人是福建中医学院赵向华副主任医师。

1991 年　在福建中医学院附属人民医院积极推动中医专科专病工作，在临床传带学术继承人，潜心研究中医脾胃病，为推动中医药事业发展，不顾高龄多病，仍老骥奋蹄。

1992 年　福建省人事局补发主任医师资格证书。

1992 年 10 月　荣获国务院颁发"在高等教育中有突出贡献的教授"奖状，享受国务院颁发的特殊津贴。

1993 年　荣任福建中医学院附属人民医院名誉院长，被福建省政府特批为终身教授；被公认为福建中医界"五老"之一。

1993 年　参编《中华名医特技集成》（中国医药科技出版社出版）。

1994 年　聘为福建中医学院专家咨询委员会委员。

1994 年 11 月　在全国继承老中医药专家学术经验指导老师工作中，荣获国家人事部、卫生部、国家中医药管理局颁发的为培养中医药人才做出贡献荣誉证书。

2000 年　病重住院，许多领导和同事来探望，赵老少讲自己的病情，更多的是谈论中医事业发展中亟待解决的问题，希望领导多支持。赵老自感耄年殊遇，寝馈难安，自勉其句云："学业荒疏已汗颜，况犹殊遇享荣颁，余丝未尽当思勉，愿作'人梯'后辈攀。"

2000 年 7 月 8 日　逝世。

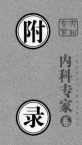

附 录

内科专家卷

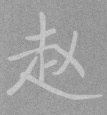

赵　荼

赵棻教授的脾胃运化观

1. 温习脾胃学说的来龙去脉，藉以温故知新

脾胃学说，源远流长，中医最早的典籍《黄帝内经》即有专论，如《太阴阳明论》《阳明脉解篇》，在论述脾胃的解剖、生理、病理以及治疗等方面，初步奠定了理论基础。后汉时期张仲景的《伤寒杂病论》，亦有"虚则太阴，实则阳明"的论断，并创立了白虎、承气、理中等名方，又奠定了临床基础。嗣后隋代巢元方《诸病源候论》首次记载了脾胃诸病候。唐代孙思邈在《千金要方》中以脏腑为分类，为探讨脾胃病证，辟一途径，并提出"五脏不足，求于胃"，这是五脏有病从脾胃论治的先声。宋代国家太医局所编的《和剂局方》，创制了补脾胃的代表方剂，如：四君子汤、参苓白术散等，为脾胃学说的治疗，提供有力的工具。金元时期，由于学术争鸣，更促进了脾胃学说的进步，张从正对仲景三承气汤通腑攻下，颇为赞赏，主张治病先攻其邪，为攻下派的主将，其方法对胃腑的积邪有一定的作用。但对于脾胃学说贡献最大，当推易水学派中坚，后世称为补土派的宗师李东垣。李氏着重阐发脾胃为元气之本，创"内伤脾胃，百病由生"之论，立"火与元气不两立"之说，倡补中升阳、甘温除热大法，著有《脾胃论》《内外伤辨惑论》等著作，至此，脾胃学说已日臻完善。明清两代脾胃学说又得到进一步发挥，持"脾为后天之本"著名论点的李中梓，还辩证地分析了脾肾先后天之间的关系。以温补著称的大师张景岳，对李氏脾胃论，给予极高的评价，同时提出"调五脏以治脾胃"论，这些论述，与孙思邈从脾胃治五脏前后辉映。清代吴澄，鉴于东垣详于脾阳，而略于脾

阴之偏见，根据个人体验，认为虚损内伤之人，不乏脾阴亏虚，在《不居集》中，设理脾阴之方，因此，理脾阴之论与方药，才得以推广。清代叶天士为一代温病大师，在学习李氏学说的基础上，倡甘凉滋养胃阴，制益胃汤等方，为后世医家争相应用，并与理脾阴合为姐妹。至此，脾胃学说更加充实与完善。脾胃学说以其独特的理论在中医学中占有重要一席，绵亘一千多年，至今仍为临床常用的重要治则，尤其对某些疑难病证的治疗，取得较为满意的效果。但是，学术的发展是没有止境，加之现代科学仪器的检查以及化验等，对脾胃疾病的治疗与研究，更臻有利，且研究者日益增加，相信不久的将来，脾胃学说，必将有新的突出的发展，并造福于人类。

2. 探讨"有胃气则生，无胃气则死"论点的原由

我们知道，任何学科都有基础理论，作为指导它的理论根据，中医学也不例外。中医学的基础理论是阴阳学说，故《内经》有："阴阳者，天勉之道也，万物之纲纪，变化之父母，生杀之本始，神明之府也，治病必求于本。"明确地指出阴阳就是中医学的理论基础。考阴阳学说出自《易经》，易经主要内容是讲天地间一切事物无时无刻不在变化，无一刻停止，它最早是以阴爻（－－）、阳爻（一）作为符号，以代表阴阳，作为说理工具，如太极生两仪，两仪生四象，四象生八卦。就是以阴阳两爻，以图像演画出八卦，表面看起来好像很玄秘，说穿了就是说明一切事物变化的规律。就其实质而言，就是说，天地间一切事物，都是从无到有、从简单到复杂、从少到多的规律，几千年来，都承认是真理，是极科学的。中医学一开始即以阴阳学说作为理论基础，也以阴阳作为说理的工具，因为人自初生至老死，亦无不在变化之中，也同天地间事物一样变化，易言变化，医亦言变化，理无二致，故有医易同源，天人一理之说。现在世界上旧医学差不多都被淘汰了，唯有中医学还能存在并发展，就是因为具有真理所在，驳不倒。

我国著名的科学家钱学森曾说过，中医的理论，如能完全得到清楚的解释，世界上的医学，也将引起改变。因为中医许多理论，都是独具特色的，如脾胃命名为中土，土指脾（脾胃是合称的）居于中，上下左右为四旁，分属金、木、水、火，即指肺、肝、肾、心四脏，这实际是出于河图、洛书，两图均以五数为中心。《易·系辞》说："天一，地二，天三，地四，天五，地六，天七，地八，天九，地十。"为五行生成数之胎源。一、二、三、四、五为生数，六、七、八、九、十为成数，《尚书·洪范》提出："天一生水，地二生火，天三生木，地四生金，天五生土，此其生数。地六成水，天七成火，地八成木，天九成金，地十成土，故谓之成数也。"五行生成数，象征着自然界万物的发生与终止，这些生成数，引用在医学里是代表说明人体脏腑生理特征之意，在河图里金木水火，都用成数，唯土只用生数，且为生数之巨者，土须常以生者，即土只用生数。至于土居中央，灌溉四旁，土为万物之母等说法，都是蕴藏着生数之意。生数即活力，土必须动，才有动力，不能停止，故不用成数，成数则有终止之意，把土摆在重要地位，所以说"有胃气则生，无胃气则死"。中医学里处处强调脾胃的重要性，是有其道理的。人自呱呱坠地，就靠饮食为生，如果脾胃无动力，不能受纳消化吸收，人即不能生存，任何四脏都需要营养，脾胃如不能输送营养物质给四脏，四脏就不能活动。从整个人体来说，都要依靠元气以资生存，元气来源于脾胃，所以有"胃为五脏六腑之海，五脏六腑皆禀气于胃""脾胃为元气生化之源，后天之本"之说，脾胃无生气，元气即绝了，人即不能生存。

　　中医重视脾胃，前贤李东垣发皇古义，大力提倡，尽管他的说理与方法还有某些缺陷，但至今临床上采用他的方法来治病的，仍然大有人在。

3. 赵棻教授的脾胃运化观

赵棻教授师承前清御医后裔周良钦，得其薪传。对内、妇、幼各科均有研究，尤对《内经》研究颇笃，因此，对中医基础理论，体会较深。他常说《内经》一书，大半是说明以胃气为本的道理，这是临床治疗的一大原则，不可忽视，故在治疗一般杂病时，多以维护胃气为主，并取得一定疗效。他对李东垣"内伤脾胃，百病由生"的论点，推崇备至，认为人是依靠饮食为生，脾胃一伤，纳食即少，营养也就不足，因而元气虚弱，抗病力下降，易生疾病。所以赵老认为凡病皆由元气虚衰引起，人无论修短腴瘠，而元气足者，便是强健；反之，便是羸弱。而元气之充足，是由脾胃之气无所伤，而后能滋养元气。《内经》中所说的"治病必求于本"，这里的"本"虽指阴阳而言，实际还是元气的问题，因为凡病无论表里标本，元气能抵抗，便能却病；元气不能抵抗，病必告危。故凡遇病重而体力（元气）不支时，当先固其元气，俟元气来复，再议祛邪。若拘于治病，而不顾及元气，未有不偾事的。赵老亦常说："人岂能无病，病之生死，不单在受邪之轻重，而重在体力之盛衰。"这也是"有胃气则生，无胃气则死"两句话，是长期临床实践中体会出来的结论。从这里可以看出赵老的学术观点，是重元气，重脾胃，而这两者是可以合而为一的。重脾胃是方法，重元气是目的，因为脾胃为元气生化之源，重脾胃即达到重元气了。以上阐述了赵老的主要学术观点，明其所论，尚须进一步掌握其重脾胃之技艺。现分述如下：

（1）重脾胃、重元气，必须时时处处维护胃气

综观历代医家，重脾胃、重元气者，莫过于脾胃论坛的"盟主"——李东垣。但有人认为，李氏生于兵荒马乱的金元时代，人民流离失所，饥饱不时，故脾胃病多，现在社会安定，人民生活美好，脾胃病自然减少，重脾胃已失其意义，不

必过于强调。其实太过与不及，都是不正常，饥饿与过饱，对脾胃来说都是损伤，要做到维护脾胃，不只是平时要维护，得病时也要维护，尤其在患重病时更要维护。再进一步说，脾胃本身有病要维护，脾胃本身未病，也要维护，这就是赵老的多年临证体验，所以他不论何病，都加一些维护脾胃的药，以利于疾病的康复。

赵老强调重脾胃，不完全等同于补脾胃，而是从脾胃所固有的生理特性出发，从多方面实施有益于脾胃的方法，这些方法并不局限于药物方面。因此历代医书中所论及的，诸如通过养心安神、不妄作劳、调其饮食、适其寒温、抗御外邪、力除痰瘀等顾护脾胃的原则和方法，他都十分赞赏。此外尚有他个人的一些见解，一是利用五行相生理论指导，人之一生，从外界摄取营养物质量最大的，唯有脾胃受纳的水谷，因而脾胃负载最重，唯畏其衰而不健运。如何维护其健运不衰，除了强壮本脏腑的"胃气"之外，尚可借助"火生土"的力量。这里"生"有资助之意，火指"心阳"或"命火"均能温养中土，助其动力，强其运化，因此有"脾喜温"的说法，脾喜得阳助。临床上凡遇火热证需用苦寒药清热泻火解毒时，应掌握其用量，适可而止，不必过剂，以防苦寒碍胃。二是利用五行相克的理论指导，"木克土"，肝气、肝火、肝阳，在疾病的病理变化中，常会克伤脾胃，应先实脾土，以杜滋蔓之祸，此即《金匮》"见肝之病，知肝传脾，当先实脾"之意。赵老在治肝胆系统疾病时，常加麦谷芽、怀山药之类，此意不仅在于保土，更进一步以防"土壅木郁"，足见其用心良苦。肝气主疏泄，在精神活动中起重要作用，临床上脾胃病，因精神因素诱发、复发或加重者，不乏其人。赵老治此类病人，总是嘱其心情愉快、力戒郁怒，这也是保土。总之保胃气的方式方法多种多样，只要心存此念，功夫不负有心人。

（2）推陈出新，阐发脾胃运化妙用

脾的主要功能是运化，它有两重含义：一是指运化水谷精微，将饮食物化为各种营养物质，输送到全身，以供机体活动需要；一是指运化水湿，参与人身正常水液的吸收、输布与排泄，以防"水湿"之邪产生。从这两点功能来看，脾气运化，是泛指人体营养吸收和利用，绝不是单纯指形态学脾脏实质器官而言。胃的主要功能是受纳和腐熟水谷，也就是主持消化水谷、排泄渣滓。脾和胃，一脏一腑，虽生理功能各有所主，但饮食物消化吸收的全过程，是密切配合，共同完成，是一个生理功能的两个阶段，它们一主受纳、消化，一主吸收、运化；一主降浊，一主升清，两者和谐共赞，便能营养元气，是为"胃气"的作用。此意溯自《脾胃论》，而赵老又独具慧眼，加以发挥应用。他说当论及元气、胃气盛衰时，李氏往往将脾与胃相提并论，因此补益脾胃，旨在旺盛胃气，从而充养元气，使元气发挥强大的作用，这便是研究内伤虚证的圭臬。

在东垣学术的启发下，赵老常对我们说："东垣论著《脾胃》，实重元气，非徒为脾胃病而设，汝曹读书，务须得其精髓，才能有所发挥。"他又指出：一部《伤寒论》，主纲是顾护阳气，而《脾胃论》的主纲，则是顾护元气。阳气与元气，名异而实同，同属于气，而都与胃气的盛衰分不开。为医者，在任何情况下，都应有意识地维护元气。可是有些人只把脾胃的作用，局限于一般脾胃病的治疗上来认识，对脾胃与元气关系，没有深刻的认识和充分的发挥，实为憾事。

当元气虚时，应如何去维护呢？观察众多的内伤虚证，发现有这种情况：有的人多进补药补品，则脘腹胀满，头晕不适，舌苔厚腻，纳食不馨，尤其肝肾不足者，投以滋腻填精，咸寒增液或滋阴降火之品，则脘腹胀满，纳呆便溏。这些现象有两种说法，一为虚不受补，二为虚不受纳。虚不受补是说身体太虚，骤进补益，一时无法吸收利用而壅滞于中，拒不接受。虚不受纳，是脾胃素虚，再患虚证，须进补药、补品，因脾胃虚弱，不能受纳吸收，尤其在清补、凉补或投以滋腻之品时，此种现象更为显著。但究其原因，总因脾胃虚馁，无力运化，不能载药所致，问题的关键还是抓住脾胃进行研究。赵老临证有年，细心揣摩，得到启发，发现了脾胃运化的奥秘及其神奇功用，遂领悟并萌生了"脾胃运化论"的新意。

　　所谓"运"者，行也，动也；"化"者，化生、生化，唯脾胃健运，才能生化元气。若按常法用补益药直接补益元气，人奈何能终身服药。同时亦不宜呆补，脾胃不足，即使大队补药，投之则气壅，脘腹闷胀，达不到补益强壮的效果。倘若如此，不如助其运化，强化脾与胃的消化吸收功能，健旺胃气，使水谷精微源源补益元气，有泉源不竭之意，亦有似于"与其鱼，不如与其渔"之喻。或者说参芪术草，能补脾壮胃，亦能开胃进食，但毕竟着眼于一个"补"字。而赵老却注重在"运化"上，此运化是脾和胃所共赞，其外象可征者，简单地说是"纳谷为宝"。"脾胃运化"概括起来有以下的功用：①能使水谷不断滋补元气，强壮元气；②脾气升清，胃气降浊，气机升降有序，枢机活泼，生气盎然，五脏六腑皆为之振奋，内伤虚证得此，有助于康复；③正气充实，抗邪有力；④运载药力，直达病所，助药力抗邪；⑤资助胃气，疑难重症得此，可望生气来复。现举一例，以资说明。患者吴某，男性，47岁。以反复畏寒、发热2个月，日渐加剧，伴有黄染，浮肿3天为主诉，收住某医院。经检查，诊断为金黄色葡萄球菌感染败血症，伴多脏器功能损害。入院后已用过多种中西药，汤水不入，命在旦夕，已发病危通知，至此，乃请教于赵老。赵老详询病史，权衡轻重，认为当务之急，唯有活跃生理机能，助药力抗邪，始克有济，所谓有胃气则生，无胃气则死。建议在原有中、西药基础上，增用"健运麦谷芽汤"加减（麦芽60g、谷芽60g、怀山药30g、苏梗2g、炒薏仁30g、鸡内金 15g、党参 30g、甘草 6g 等）。关键重用麦芽、谷芽，各 60g，连服数剂，始有契转。初则食欲增，纳食馨。有人以为是"除中""回光返照"，细审之，高烧渐退，脉转缓，巩膜黄染转淡，腹水渐消，肝功、肾功皆有所恢复，此乃佳兆，是生机复萌，能助药力抗邪。后 20 余日，皆以健运麦谷芽汤为底进退出入，辨证用药，直到血、尿中检查无致病菌生长，体温恢复正常而出院。通过此例，增强脾胃运化，旺盛胃气，激活元气，助药抗邪，于此可见一斑。这正是赵老临证有年、活法在心的一点好经验。这种经验，经大量的临床事实证明它的实用价值和意义所在。但应说明，该患者服用麦谷芽汤后，若胃气不来复，生机不回转，便是脏气衰败，已无挽回之望。

　　赵棻教授倡导脾胃运化论，立意在元气一方，既然"运化"，着眼于动，则绝不能呆补，必须在运中求益。立意已定，但寻方药，于是试从古方中去筛选，都未惬意。如李东垣升阳益胃汤等，在当时战乱时代，民多脾胃病，用之合拍。现在看来，补益中气勿庸置疑，而升发脾阳，尤其多用风药，未免有刚燥之嫌。叶天士重养胃阴，所用之药，多取甘凉、多汁之品，用于脾胃虚寒，似有不宜。如此，有的偏温，有的偏凉，有的呆补，有的太攻，要适合所谓对脾胃无损害，应用面广，而又能起健运的方药，尚不可得。寻思古人制方，是在临床中不断应用，严密观察其效果，最后才定下来。于是赵老也经常在临床中使用他初拟的维护元气的组方，经过五十多年的应用，并参阅了《本草纲目》《本草求真》《本草经疏》等古典方书，经筛选后，最后拟定了一个"健运麦谷芽汤"。对任何急慢性疾病都以本方配合针对病情的药物辨证使用，无不良反应，且能加速疾病的康复，临床上用与不用麦谷芽汤，其疗效是有差异的。赵老个人用，其他医生也试用，都证明是有效的。当然，中医治疗学，至今还是在百家争鸣，百花齐放的时期，治疗原则要遵守，至于具体方药，是丰富多彩，则没有固定格局，不妨各作探索。当初麦谷芽汤提出时，亦多有异议，赵老说，此方试用数十年，至今还没有遇到因服用麦谷芽汤而危害之例，故迄今仍应用不辍。真理在于实践并且在实践中不断研究提高，以达到脾胃运化的真正效益，这种苦研的精神很值得后辈效法。

脾胃运化，需有气之推动，而气之动又有赖于阳助，因此甘温、甘淡平之药，能入脾胃之经者，方能运脾开胃，所选之药应以稼穑为主，以遂土性正宗之气。"健运麦谷芽汤"简介如下：

方药组成：麦芽 30g，谷芽 30g，鸡内金 15g，怀山药 15g，潞党参 15g，粉甘草 5g。

本方以麦芽、谷芽为君，佐以党参、甘草配制而成。此方貌似平淡无奇，但药轻力宏，意在曲运神机，健脾开胃，有健旺和振奋元气之功能，验之临床，每获良效。单用还有启脾开胃，增强运化，适用于中土虚馁，纳运失职从而导致诸虚百损之症状，如疲乏无力、脘腹胀满、纳食不馨、食欲不振、舌淡红、脉虚弱等。

考历代药书，麦、谷芽甘平（一说甘温平）无毒，归脾胃二经，禀冲和敦厚之土气，多将其列入消导药类，消食健胃，常用于儿科，因小儿食积者多。然亦有不尽然者，如《本草经疏》说："麦蘖……其发生之气，又能助胃气上升，行阳道而资健运，故主开胃补脾……"《本草求原》说："凡麦、谷、大豆浸之发芽，皆得生升之气，达肝以制化脾土……"吴鞠通《医医病书》亦云："以黍稷生于刚土而性刚，长于补脾，稻生于湿土而性柔，长于补胃。"可见麦芽、谷芽不是纯消导药。赵老深悟此旨，潜心临床实践，发现麦、谷二芽，具有一般植物"芽"的生物特性，凡"芽"蕴藏巨大生命力，二芽归入脾胃，大有赞化中土，开发脾胃，孕育活泼生机，因此，能促进脾胃运化，鼓舞元气。再说麦芽入脾，谷芽入胃；麦芽主升，谷芽主降，使脾胃和合，升降有序。其中麦芽尚能入肝，疏理气机，行春升之令，以制化脾胃。鸡内金，性甘平，为鸡砂囊的角质内壁，通俗地说是鸡的脾胃。药用是取脏器疗法，对人的脾胃有亲和性，其善消积滞，为世人所知，更重要的是它有"运化"之力。张锡纯《医学衷中参西录》亦云："鸡内金，鸡之脾胃也，中有瓷石、铜、铁皆能消化，其善化淤积可知……（脾胃）居中焦以升降气化，若有淤积，气化不能升，是以易致胀满，用鸡内金为脏器疗法……脾胃健壮，益能运化药力以消积也。"怀山药，甘平，归脾肺肾经，为气阴双补之药，且性涩，能止泻，常用于脾气虚弱，腹泻便溏。赵老认为，此药本属食物。市民皆知用此可开胃进食，使肌肉丰腴，足见其培补中土之力雄厚。《药品化义》指出："山药，温补而不骤，微香而不燥……因其味甘气香，用之助脾，治脾虚腹泻……又取其甘则补阳，以能补中益气，温养肌肉，为脾肺二脏要药。"此为赵老所喜用。党参是极普通的补气药，《本草正义》指出："力能补脾养胃，润肺生津，健运中气……尤其可贵者，则健脾运而不燥，滋胃阴而不湿，润肺而不犯寒凉，养血而不偏滋腻，鼓舞清阳，振动中气，而无刚燥之弊。"至于甘草，味甘平，色黄，为入脾胃正品，补中缓急，有"国老"之称。《本草正义》指出："甘草，味至甘。得中和之性，有调补之功。"以上所选诸药，皆甘平无毒，甚合中土之本性。使用本方，应注意鸡内金宜研粉冲服；麦芽、谷芽宜大量，每方用30g以上，不宜久煎；怀山药亦不宜久煎。如此方药，甘平而不燥，运化元中有生气，平淡之中而建奇功，足见赵老用药之深意。

近几年学生追陪诊席，常用此方加减，亦获良效。究其原因，学生参阅现代有关药书，得其一二，可资佐证。现述如下：

麦芽含有淀粉酶、转化糖酶、蛋白分解酶、B族维生素、脂肪、磷脂、糊精以及微量元素锌等物质。有的药书上还记载，大麦芽的须根提取出多酶活性物质，如磷酸二脂酶、磷酸单酯酶以及少量生物碱等物质，能促进人体新陈代谢。所以单从酶的角度便可将麦（谷）芽与元气有机地联系起来，它们的共同点都能促进人体的新陈代谢，旺盛生理机能。麦（谷）芽中所含丰富的微量元素锌，参与了人体多种酶的合成，有资料表明大约有80多种酶，诸如碳酸酐酶、DNA的聚合酶、胸腺嘧啶核苷激酶、碱性磷酸酶、胰腺羧基肽酶、乳酸脱氢酶等，都必须有锌参与，始能发挥生理效应。锌还参与激素的合成，促进人体新陈代谢。锌又是能增强组织的修复和再生，提高免疫能力，加强吞噬细胞的功能，旺盛能量代谢。更有趣的是锌能积极地影响味蕾功能，增进食欲，促进消化，这些都足以证明赵老不将麦（谷）芽视为单纯的克伐消导药，而将之与健运脾胃有机地联系，是有一定理论根据的。再进一步分析，麦（谷）芽能促进新陈代谢，增强脏腑功能，具有较强的生物活性，能增添人的活力，这又与元气及其赖脾胃运化而滋生的理论不谋而合。赵老十分强调脾胃运化是因为它能给元气以活力，重用麦（谷）芽，正是本着这一宗旨。再说鸡内金含有胃激素与角蛋白，服用后能增强胃的分泌和运动功能，可以说能全面调动脾胃功能。怀山药含有皂甙、黏液质、胆碱、尿囊素、精氨酸、淀粉酶以及碘、磷、钙、维生素C等，能促进脾胃的消化吸收。应当说明上述所引用现代药理的有关资料，虽能说明健运麦谷芽汤的功效所在，但不能就此而套用或等同于中药药理，仅作参考而已。况且这仅是单味药所含有效成分，至于复方中，各药有效成分，共熔于一炉时，又起什么作用呢？进一步分析，每味生药中未曾提取的有效成分将起什么作用？整个复方的药液服入人体，与某些物质起变化而再起什么作用？这一切尚不可得而知，留待今后进一步科研。但应当说明以下几个问题：①本方虽药简而平淡，但其健脾胃功能，从现有资料以及临床事实可以得到证明；②本方药平淡无奇，但所起作用宏大，临床有效率高，这可能与上述将要深入讨论的问题有关，但不能因为一时无法得到药物在人体内复杂变化的依据而轻率地等闲视之，甚至视之为一般的消导药。

本方只作为健运脾胃的基本方，无论何种病证，用上此方，可健旺胃气，激活元气，增强抵抗力，加速康复或运载药力，以达病所，以助药效。因此在临床上实际应用尚需加减，现略举一二，以举一反三。

若本脏本腑疾病，为了加强运化，可酌加菟丝子12g、枸杞子15g，此乃师从李中梓、赵献可、张景岳学术思想，有火能生土、温肾煦脾之意。当然根据具体病情，尚可随症加减。

如：①脘腹胀满、呃逆、矢气者，加甘松9g、川朴9g、枳实9g。

②舌质晦暗，或见瘀斑，或痛有定点者，加五灵脂15g、蒲黄6g，或三棱9g、莪术9g。

③中阳虚衰，面色苍白，形寒肢冷，舌淡而胖，边见齿印者，加肉豆蔻9g、九香虫9g。

④骤感外寒、脘腹暴痛，加高良姜9g、白芷9g。

⑤胃阴不足、舌质红、苔少而干、脉偏数，加玉竹9g、花粉12g。

⑥呕酸泛酸、嘈杂不安者，加海螵蛸18g、瓦楞子24g。

⑦有消化道出血、呕血或便血者，加紫珠草15g、仙鹤草15g、白及粉10g（分2次服）。

⑧便秘者，加火麻仁12g、郁李仁15g，再不下，另取番泻叶4g，泡代茶。

若为他脏他腑疾病，亦可在辨证基础上配合本方使用。赵老多次强调"凡治病须保胃气，以求生机，此乃治病第一要义"。他身体力行，善用活用，颇具个人特色，因临证常用麦谷芽，人称其麦谷芽先生，看起来此美称亦不是容易得到的。

现举一例说明，患者林某，男，55岁，工人，头目眩晕，心悸心痛已二年。西医诊断为脑血管硬化，冠心病，查血脂偏高。中医诊断为心悸、胸痹。前医多以活血理气，宽胸止痛，佐以清化痰浊为治，药用太子参、丹参、赤芍、降真香、薤白、瓜蒌、郁金等，但久治疗效不显。赵老认为前医用药是有一定道理，何以疗效不显，是因为血瘀气滞也罢，痰浊内停也罢，都与脾胃运化失职，气机升降失常有关，何不运化中焦以助上焦，遂处一方，所用药与前医大致相同，仅多了麦谷芽、鸡内金、山楂、川朴等，服药10剂，即胸闷心痛止，头晕缓解，近期疗效相当满意。

脾胃学说，源远流长，在主要的医学流派中，独树一帜，占有重要一席。脾胃以其特有的运化功能，使胃气与元气紧密相联，又以它独有的脏腑特性，使脾胃与其余脏腑，乃至五官九窍、四肢百骸，都发生了相互影响，运用这些理论，指导临床诊疗，便产生了从脾胃论治五脏和调五脏可以安脾胃的丰富多彩的治疗方法。赵老深悟经旨，紧紧抓住人体的枢纽这一环节，创"健运麦谷芽汤"，显示出健旺脾胃生机的特色。临证应用时，在辨证基础上，加上这一特色，更显出生气勃勃、卓有成效。所选方药，既照顾了脾胃特性，又体现了个人用药经验，且能灵活变通，随证施用，不受一法一方的约束，真正体现出"中土"这一传统医学的真谛。